# 高次脳機能診断法

中野光子 著

はじめに

　本書は，これまでほとんど論じられることがなかった臨床における知能診断の実際について述べたものである。
　知能診断法を学ぶことの困難さは多々あるが，何よりもまず学ぶ場がなく，かつ指導者がいないことである。大学の心理学科では代表的な知能検査である Binet式知能検査とWechsler式知能検査を友人同士で互いにやりあったことがあれば良い方であろう。これらの知能検査は比較的客観的にできるので，マニュアルを見ながら独学し，経験を重ねているうちに何とかなっているというのが現状である。
　しかし，臨床における知能診断は本来これだけでは成り立たない。ある種の知能検査を施行しても，それだけでは知能診断をしたことにはならない症例が多いからである。知能診断法を学ぶ第一歩は「知能検査は知能診断において必要ではあるが，それだけでは十分ではない」ということを知ることなのである。
　知能診断は学校や教育相談所，児童相談所，病院など様々な場所で行われている。学校や相談所では学業不振児や精神遅滞児の発見，またその処遇を考えることが主な目的である。これに対し，病院臨床における知能診断は医療との深い関わりの中で行われ，医学的知識，中でも神経心理学の基礎的な知識を必要とする。
　神経心理学は心理学の世界ではあまり馴染みがないが，脳の病巣部位と症状とを関連づけて研究し，脳機能の解明を目指す研究分野である。心理学と医学の境界領域であるため，両方の分野に精通している研究者はいない。したがって，共同研究が必須である。
　しかしながら，心理学は脳＝black box すなわち「脳はわからないものである」ことを前提として始まった長い歴史がある。とくにわが国で

は脳に対する心理学者のアレルギーが強く，未だに一般の心理学者は神経心理学を心理学に近いものとは認知していない。心理臨床の世界でも，研究の対象から知能診断を除外しているかにさえ見える。それにもかかわらず，実際の臨床の現場では役に立つ知能診断技術を有する心理士に対する要請は強い。

最近も，神経内科系の開業した医師から「心理士を雇ったが，役に立たないので他の仕事をさせている。どこに行けば教育が受けられるか教えて欲しい。」と相談を受けた。また，神経心理学会などの学会においても，どうしたら心理士を教育できるだろうかと昨今熱心に議論されている。この場合に要請されているのはどちらもカウンセリングではなく，広い意味での知能診断の技術である。

一方，脳に関わりのある神経内科や脳外科，精神科の医師たちの多くが神経心理学にある種の近寄り難さを感じており，数多くの貴重な症例が発表されずに埋もれているという現実がある。彼らは，「神経心理学は文学だ」「用語の意味が人によって使い方がばらばらだ」「用語の使い方が常識からかけ離れすぎている」「知らないテストの名前が次々出てきて訳がわからない」などと言って敬遠するのである。

たしかに神経心理学は創成期にあるため，代表的な高次機能である失語，失行，失認，記憶などを初めとする用語の定義や分類方法，症状の測定法などが確立していない。また，筆者のように多少とも実験心理学の洗礼を受けた者からみると，この分野の研究には方法論上気になることが少なくない。

この領域の研究が飛躍的な発展を遂げるために，今求められていることは，脳の障害が引き起こすさまざまな高次機能障害を，誰もが共有できる言葉と誰もが使用できるわかりやすい客観的な尺度で表現することができるようになることであろう。そうなれば，脳に関わるより多くの臨床家や研究者が一堂に会して，広い視野からの議論が可能となるはずである。

欧米では神経心理学的検査と呼ばれる検査が数多く開発されている。しかし，これらの検査は一般に高価であり，わざわざ検査用具を購入しても言語や文化的背景の違いから必ずしも使用できるとは限らない。国際的に有名な検査であっても実際に使用してみると，何を測定しているのか明確でなかったり，結果がストレートに成績に反映されないなどの欠陥があり，とうてい使用する気になれないものもある。また，施行法が煩雑すぎたり，長時間を要して患者に負担がかかる検査も好ましくない。いたずらに数多くの検査を施行するより，患者の症状を客観的かつ的確に把握し，表現するにはどうしたらよいかをまず考えるべきである。

本書では，心理学科の学生が大学で習わなかったこと，各検査のマニュアルや知能検査に関する専門書にも触れられていない事柄を中心に，実践に際して役立つと思われることを書いたつもりである。その多くは，筆者の体験の中から徐々に形を成しつつある方法論や考え方であり，教科書のように全領域を網羅しているわけではない。しかし，臨床に役立つ知能診断に関する専門書も指導の場もほとんど存在しないわが国の現況では，本書が何らかの問題提起の役割を果たせるのではないかと考えている。これから知能診断法を学ぼうとしている方，あるいは現在この分野の仕事に携わっている方々が一人で学ぶ際の道しるべとなることができれば，著者としてこれ以上の喜びはない。各自専門書や文献などで勉強しながら臨床経験を積み，自身の知能診断法を磨かれることを期待したい。

## 改訂版への序

　1996年に出版した本書を改訂する最大の理由は，書名を変更することにある。本書は『臨床　知能診断法』の改訂版である。
　ここ2，3年の間に世の中が大きく変わり，高次脳機能障害が脚光を浴びるようになった。この用語がメディアにもたびたび登場し，専門用語ではなく一般用語になりつつあるのは，平成13年度から厚生労働省が高次脳機能障害支援モデル事業を3年間の予定で開始し，全国的な取組みが始まったことによるところが大きい。
　高次脳機能障害の定義はまだ確立してはいないが，一般に大脳の器質的な病変により生じる知的ならびに精神的障害を言う。かつては失語，失行，失認，記憶障害がその代表とされ，おもに脳血管障害による後遺症が問題であった。しかし，昨今問題とされる高次脳機能障害は，専門家が診断してもどこに障害があるのかわからないような，一見正常に見えるが，しかし仕事に復帰することができない，あるいは家族が介護に困難を感じるような注意の障害や記憶障害，人格変化，意欲の低下，あるいは対人関係の維持の困難など，瀰漫性の損傷や前頭葉障害などに重点が置かれているようである。
　本書は，まさに高次脳機能の診断の実際について述べたものであるが，本書を出版した当時，この用語はまだ専門家にしか知られていなかった。心理学の学徒を主たる読者と想定した筆者は，彼らに理解してもらうための苦肉の策として，知能を広く解釈して「臨床における知能診断の実際」というほどの意味であのようなタイトルをつけたのであった。
　しかし知能診断という用語を用いると，どうしても知能検査による診断であるとの先入観を拭いさることは困難である上，先に述べた事情で高次脳機能障害という用語が一般の人々にも身近なものとなり，最近で

は高次脳機能障害の診断に関する本を教えて欲しいと要請されることが多くなった。皮肉にも，医師，弁護士，ケースワーカー，作業療法士，言語療法士といった心理学以外の領域の方々からである。

　現在，高次脳機能障害者は全国に3万人おり，そのうち，おもに交通事故の後遺症のため就労できる見込みのない若い男性が7,000人いるという。厚生労働省の取組みは，高次脳機能障害者の診断基準，訓練，社会支援プログラムの確立を目指すものである。日本弁護士会も本年4月，交通事故後遺症支援センターを立ち上げている。このような高次脳機能障害を取り巻く環境の変化から，書名を変更させていただくことにした。

　さらに本書の出版後に作成されたり，入手できた神経心理学的検査もあり，筆者が臨床で使用している検査の種類にも変化が生じているため，内容も多少修正を加えた。

2002年5月　　　筆　者

## 目　次

はじめに ——————————————————————— 1
改訂版への序 ————————————————————— 4
1．高次脳機能診断の意義と目的 ———————————— 11
2．高次脳機能診断の実際 ———————————————— 14
　　1）高次脳機能障害の有無の診断　14
　　2）器質的疾患の高次脳機能診断　15
　　3）鑑別診断における高次脳機能診断　16
　　4）再検について　17
　　5）現職を続けることの適否，あるいは
　　　　職業適性の診断について　18
　　6）施行法　19
　　　　a．高次脳機能診断の導入　19
　　　　b．診断環境について　21
　　　　c．所要時間について　21
　　　　d．立ち会い人について　21
　　　　e．どこで中止するか　23
　　　　f．結果をいかに知らせるか　23
　　　　g．報告書の書き方　24
　　　　h．医師とのコミュニケーション　26
　　　　i．データの整理と保管　26
3．高次脳機能障害の診断の対象 ———————————— 28
　　1）精神発達遅滞　28
　　2）痴　呆　31
　　　　a．初老期痴呆　32

             b．老年痴呆　33
             c．アルツハイマー型痴呆について　33
    3）記憶障害　34
             a．記憶の種類　34
             b．症　例　38
    4）失行症　41
             a．肢節運動失行　41
             b．観念運動失行　41
             c．観念失行　42
             d．構成失行　42
    5）失認症　43
             a．視覚対象失認　43
             b．同時失認　44
             c．色彩失認　44
             d．相貌失認　45
             e．左半側空間無視　45
    6）失語症　46
    7）純粋失読　49
    8）失読失書　50
    9）純粋失書　50
4．高次脳機能診断に必要な検査と適用 ──────────── 52
    1）知能検査およびそれに類するもの　53
        ① Binet式知能検査　54
             a．鈴木Binet式知能検査　55
             b．田中Binet式知能検査　56
        ② Wechsler式知能検査　57
        ③WAISとWAIS－Rとの比較　59
             a．WAISとWAIS－Rでは

　　　　　　ＩＱの意義が異なること　　59
　　　　ｂ．適用対象・知能レベル　　62
　　　　ｃ．適用対象・年齢層　　62
　　　　ｄ．視覚，聴覚，運動障害者に対する
　　　　　　配慮に欠けること　　63
　　　　ｅ．長時間を要すること　　63
　　④ Raven's Progressive Matrices（ＲＰＭ）　65
　　⑤ Mini-Mental State Examination（ＭＭＳＥ）　67
　　⑥改定　長谷川式簡易知能評価スケール
　　　　　　　　　　　　　　　　（ＨＤＳ－Ｒ）　68
２）記憶の検査　　69
　　① S-Binet test の43問，44問およびその
　　　　delayed recall　　71
　　② Rey's Auditory Verbal Learning Test
　　　　　　　　　　　　　　　（ＲＡＶＬＴ）　74
　　③ Rey' Complex Figure Test（ＲＣＦＴ）　74
　　④ Wechsler Memory Scale-Rivesed（ＷＭＳ－Ｒ）　75
　　⑤東大脳研式記銘力検査（三宅式記銘力検査）　78
　　⑥ＭＭＳ言語記憶検査　　79
　　⑦ Benton視覚記銘力検査（ＢＶＭＴ）　80
　　⑧ Revised Tower（R-Tower）of Toronto Test　81
　　　　　R-Tower of Toronto Test を用いた研究　85
３）失語症の検査　　89
　　①標準失語症検査（ＳＬＴＡ）　89
　　②失語症検査（ＷＡＢ）　90
　　③トークンテスト（Token Test）　91
４）視知覚および視覚構成検査　　92
　　①左半側（空間）無視のスクリーニングテスト　92

　　　　　② 標準視知覚検査　96
　　　　　③ Frostig視知覚発達検査　97
　　　　　④ Bender Gestalt Test（ＢＧＴ）　98
　　　　　⑤ Picture Brock知能検査　103
　　　　　⑥ Koh's立方体組み合わせテスト　103
　　　5）失行症の検査　104
　　　　　標準高次動作性検査──失行症を中心として　104
　　　6）前頭葉機能検査　104
　　　　　① Wisconsin Card Sorting Test（ＷＣＳＴ）　105
　　　　　　　a．Revised Milner法（R-Milner法）　108
　　　　　　　b．Revised Nelson法（R-Nelson法）　109
　　　　　　　c．R-Milner法とMilner法の比較　113
　　　　　　　d．R-Nelson法とNelson法の比較　114
　　　　　　　e．R-Milner法を使用した研究　114
　　　　　② Frontal Assessment Battery（ＦＡＢ）　116
　　　7）作業検査　118
　　　　　内田クレペリン検査　118
　　　8）人格検査　119
　　　　　文章完成法検査（ＳＣＴ）　119
　　　9）基本となる高次脳機能検査の種類と適用対象　120
5．自験例 ──────────────────────── 122
　　　症例1　左半側空間無視Ａ：多発性脳梗塞　122
　　　症例2　左半側空間無視Ｂ：脳梗塞　137
　　　症例3　半盲：脳動静脈奇形　145
　　　症例4　記憶障害Ａ：一過性全健忘　148
　　　症例5　記憶障害Ｂ：クモ膜下出血　153
　　　症例6　記憶障害Ｃ：対象選択的記憶障害　157
　　　症例7　症候性てんかん：脳動静脈奇形　170

症例 8　発動性欠乏：左前大脳動脈　　174
症例 9　進行性構音障害　　178
症例10　純粋失読：脳出血　　181
症例11　失読失書：脳出血　　188
症例12　純粋失書：脳梗塞　　196
症例13　閉じ込め症候群：脳幹部梗塞　　209

おわりに ──────────────────── 213

図表説明　215
医学用語解説　221
文　献　225
人名・事項索引　234

## 1. 高次脳機能診断の意義と目的

　高次脳機能障害の典型的な症状は，脳損傷によって生じる認知障害と人格変化である。これらは程度の差はあれ合併する場合が多い。序で述べたように，かつては失語，失行，失認がその代表とされたが，昨今問題となっているのは，一見問題がなさそうに見え，障害年金などによる保障の対象外となっているが，じつは社会に適応してゆくことが困難な広い意味での知的能力の低下や意欲，感情，人格の変化に重点がおかれている。

　その対象者も，かつては脳血管障害による後遺症が圧倒的多数を占めていたため高齢者が多かったが，現在問題とされている高次脳機能障害者は，むしろ将来があるはずの若者や働き盛りの中高年者である。中高年者は脳血管障害の後遺症や他の原因により就職できる可能性がない者，あるいは受傷以前に就いていたポストに復帰することができない者であり，若者は将来とも職業について自立できる可能性の乏しい者である。

　本書は高次脳機能障害のうち，おもに認知機能についてその診断の実際について述べたものである。心理学の世界では，かつては知能が知的能力をあらわす用語として用いられ，知能テストによって測定された結果であるIQが，あたかもすべての知的能力を表す指標のごとく解釈された。しかし知能検査の内容を知る者であれば，知能検査に含まれる課題ですべての知的能力を代表させることに無理があることは言うまでもないであろう。

　国際的に著名かつ代表的な知能検査である Binet test が作成されたのは，今からほぼ百年前の1904年であり，Wechsler法が作成されたのが1939年である。それから何度も改定されたとはいえ，基本的な課題の種

類は変更されていないことを考えれば，それは無理からぬことである。

　知能検査は元来，通常の学校教育を受けられないほど重度の知的障害がある者を判別するために作成されたものであり，社会適応能力を測定する尺度である。知能検査の価値は一般的な知的能力を多面的に測定し，数多くのサンプルをとって標準化されている客観テストであるところにあり，それぞれの知能検査に含まれる課題を熟知して限界を知り，見識をもって使用すべきものである。

　欧米では，第1次大戦と第2次大戦を通じて戦場で負傷した脳損傷患者の治療や研究を医師と心理学者が共同で行い，多数の検査法が開発された。これらの脳損傷の症状を客観的に示し，ひいては高次脳機能を解明するために開発された検査を神経心理学的検査と呼んでいる。

　また，有名な記憶障害の患者であるH. M. 氏の症例研究を通じて，Tulving, E. とSquire, L. R. という二人の心理学者をはじめとする多くの研究者が精力的に記憶の研究を行い，数多くの記憶理論を発表し，記憶研究の飛躍的な発展に貢献した。

　さらにカリフォルニアで，脳外科医のBogen, J. E. が，重症癲癇の患者の左右半球をつなぐ交連繊維を切除して治療効果を得たが，この分離脳患者のW. J. 氏を被験者として，心理学者の Sperry, R. やGazzaniga, M. S. を中心とする研究グループが様々な実験心理学的研究を行い，左右各々の半球の意識の問題に大きく貢献した。 Sperry, R. らはこの業績により1981年ノーベル医学賞を受賞している。

　これらの一連の研究は，現代の脳に対する世界的な関心を呼び起こす契機となったばかりか，様々な高次脳機能を検出する検査が創案され，今や欧米における神経心理学的検査の数は膨大なものである。本書ではそのごく一部を紹介するにすぎないが，数多くの検査法を知ることは，多種多様な高次脳機能障害を診断する手段が豊富になり，より精度の高い診断が可能となることを意味する。

　高次脳機能障害の診断の基本は知能検査と神経心理学的検査を組み合

わせて行うことであり，さらに必要に応じて人格検査や行動観察，家族や職場の上司や同僚からの情報をも総動員して，総合的に判断するものである。

　高次脳機能診断は鑑別診断や病状の把握，治療プログラムを組むため，あるいは治療効果を見るためなど医学的な目的で行われるばかりか，普通学級への就学が可能か，職業に復帰できるか，どのような種類の仕事なら就労可能か，一人で生活できるか，といった社会的適応能力を診断する目的で行われる場合もある。さらに，障害年金や成年後見制度の適応の可否や精神鑑定のためなど，様々な目的で行われる。

## 2．高次脳機能の診断の実際

### 1）高次脳機能障害の有無の診断

　「最近もの覚えが悪くなった」，あるいは「物忘れが激しくなったので正常かどうか診断して欲しい」といって受診する患者は数多い。交通事故などの外傷で頭を強打した場合，それによって高次脳機能に影響があるかないかの診断を要請されることもある。その多くの場合，原疾患によって機能の低下が生じたか否か，また，その重症度の診断を求められているのであり，元来の機能の診断を求められているのではない。何も問題がなく健康な人を診断する必要はないからである。しかしながら，高次脳機能の低下があるかないかを診断することは，元来のレベルが皆目わからないのでは不可能である。ということは，臨床の場における高次脳機能の診断とは，現在の症状の診断と同時に病前の，すなわち元来の高次脳機能の診断をも求められていることが多く，実は後者の方が難しい。さらに加齢を考慮して，この年齢層の中では健常範囲であるのか，あるいは低下があるのかと，三条件を考慮することが重要である。
　学歴や職歴，とくに現在あるいは過去に従事した仕事の内容について詳細に知ることが要請されるが，時には答えたくないこともあろう。詰問されるような印象を与えたり，興味本位であると受け取られることがないよう，とくに配慮を要するところである。このように聞きにくい質問は，十分ラポールがついて抵抗なく自然に応えられるような信頼関係が確立するまで保留しておくのも一案である。患者の状態を見ながら知能検査の終了後，あるいは2回目以降に延期するなど臨機応変の対応が必要である。場合によっては，家族や職場の上司や同僚の協力を得るこ

ともある。

## 2）器質的疾患の高次脳機能診断

　神経症や鬱病，分裂病などとは異なり，脳に明らかな病巣がある場合には，疾患名や主訴，症状の他に，脳ＣＴscan*やＭＲＩ*（磁気共鳴像）などの医学的検索から予測される病巣部位から，高次脳機能に関わるどのような障害が生じる可能性があるかについて予測をたてて高次脳機能の診断を行う。検査の実施に際しては，事前に意識状態や意欲，精神テンポ，視覚，聴覚などの感覚，運動障害の有無を慎重に観察したり，情報を得ておくことも大切である。これらの条件を無視して検査のみを実施しても，その結果算出された成績は，実際の高次脳機能を反映しているとは言えない。

　代表的な高次脳機能障害として，失認，失行，失語，失読，失書，失算*，健忘（記憶の障害）などがある。英語では aphasia, agnosia, apraxia, alexia, agraphia, acalculia, amnesia で，「失」は "a" の訳である。a は「欠ける」または「無」が本来の意味であるが，ここでは習慣的に「障害」という意味で用いられている。欠陥ではなく障害であるから，「重度の失語」「軽度の失語」などのように重症度が問題となるのである。脳の病巣によって生じた「言語の障害」「認知の障害」「行為の障害」「読みの障害」「書きの障害」「計算障害」「記憶の障害」という意味で，それぞれの要素的な感覚器官の異常に帰すことのできない障害である。

　例えば，失認は知能が保たれており，視力もあるのに対象を認知することができないことであり，失行は麻痺も運動失調もないのに行為ができなくなることである。同じように，文字を読み書きできるだけの知能もあり，視力障害も麻痺もないのに読み書きができなくなる場合を失読，失書と言う。

病院臨床における高次脳機能診断は，このような神経心理学的診断を避けて通ることはできない。本書では高次脳機能診断に密接な関連があり，発症頻度も高いいくつかの症状の診断について簡単に触れるが，詳しくは各自専門書で勉強し，創意工夫しながら知能診断を進めてほしい。高次脳機能の診断は奥が深く，やり方次第で質の高い診断が可能である。

3）鑑別診断における高次脳機能診断

高次脳機能障害を伴う疾患は数多く，的確な診断がその鑑別に重要な意義を持つことも少なくない。当面問題とされている，いくつかの疾患の知的障害の特性に関する知識が必要で，それらが当該患者の症状と合致するか否かを検討することになる。通常，難しい患者を担当した医師は，高次脳機能診断を依頼する前に文献を収集している。文献の交換ができるような人間関係を日頃から作っておくことが望ましい。事前に担当医と十分な打合せをすることが重要であることは言うまでもない。具体的には以下の項目が重要なポイントとなる。

（1）知能低下が全般的であるか斑（まだら）状であるかなど，症状の構造的な特徴
（2）発症に伴う知能低下が急激であるか緩やかであるか
（3）進行性か否か，あるいは低下と回復を繰り返すか否かなどの経過
（4）失語，失行，失認に代表される高次機能障害を伴うか否か

意欲や情動などの心的活動や人格変化も，知能低下と切り離すことは不可能である。検査における制限時間を除去したり，励ますことによる成績や態度の変化の有無についての観察が重要であることもある。

知的発達障害や痴呆の鑑別は，知能診断，医学的診断，ＡＤＬ（ability of daily life, 日常生活動作能力）や社会性の診断を総合して行われる。

## 4）再検について

　病院臨床における高次脳機能の診断は，再検しなければならないことが度々ある。病状の回復や進行を，経過を追って診断する場合がそうである。例えば，多発性硬化症では経過中に知能低下と回復を繰り返すので，診断を繰り返し行うことがある。その他の進行性の疾患や，薬物の効果を調べる場合も同じである。また脳外科では，手術によって高次脳機能の低下を来したか否かを調べるため，手術の前後で同一の検査を施行することが多い。検査の種類や方法は疾患の種類や重症度によって異なるが，同じ検査を繰り返すことになるので，学習効果に配慮しなければならない。間隔をあけて再検する場合には，年齢層ごとに結果の算出基準が変化する検査が多いから，結果の算出方法に熟知してから検査を施行し，実際に変化があるのかないのか，各検査ごとに慎重に検討しなければならない。例えば，Wechsler式知能検査では年齢層ごとに下位検査の評価点やＩＱを算出する規準が変わるため，再検した時の年齢が前回施行時と同じ年齢層に属しているか否かが問題となる。この点に関しては知能検査の項（57～59ページ）で詳しく述べる。

　同じ検査を再検するには，記憶障害がある患者を除き，少なくとも2週間位の間隔をあける必要がある。また再検するに際しては，前回の検査内容をどのくらい覚えているか打診を行ない，結果についてもそれに応じた解釈がなされるべきであろう。ただし，Benton視覚記銘力検査やＭＭＳ言語記憶検査などのように，難易度を等しくした異なる刺激が何種類も用意されているテストでは，間隔を開けずに再検することができる。

　結果は前回の結果との比較が一目でわかるように，グラフや表を作り，報告書あるいはカルテに添付すると親切である。

5）現職を続けることの適否，あるいは職業適性
　　のための高次脳機能の診断

　自分の能力の衰えを苦にして自ら病院を訪れることは案外少ない。多くは家族や会社の保健管理室や上司，かかりつけの医師の勧めで受診する。この場合も医師は医学的な診断を，心理士は人格や知能障害の有無について診断を行うことは通常の診断と変わりはない。ただ，その結果により患者の人生進路が決定されるのであるから，診断は慎重にならざるを得ない。いずれにしても，まず患者が現在携わっている仕事の内容を十分に理解することが出発点である。本人のみならず，できれば家族や上司からよく話を聞き，患者の置かれている立場を把握しなければならない。責任の大きさと，補佐する人がいるかどうか，本人あるいは他人に危険が及ぶか否か，が重要な判断基準である。
　医師や乗物の運転手など命にかかわる仕事に従事している場合は，そうでない場合と比較して厳しくならざるを得ないことは言うまでもない。要はどの程度のミスが許されるかの許容範囲と，病状との兼ね合いから結論を出さなければならない。
　例えば，車の運転手の場合，知能検査の結果が正常範囲にあったとしても，左半側空間無視があれば致命傷となる。半側空間無視は幾つかの検査で症状が回復したように見えても，動いているものを見る時には無視が起こる場合があり，重大な事故につながる危険性があるからである。
　記憶障害がある場合，近時記憶（記銘力）に重度の低下が認められても知的職業への復帰が可能な場合があり，診断が難しい（自験例11を参照のこと）。職業上の記憶は過剰学習されているため，記憶障害者でも保たれていることがあるからである。記憶に関する詳しい検査と経過観察が必要となる。

6）施行法

a．高次脳機能検査の導入

　依頼した医師が誰であるかによって導入の仕方は違ってくる。患者の気持ちがよく分かる。行き届いた医師からの依頼であれば，導入は原則としてすんでいる。一度依頼を受ければ，患者と主治医との関係はおのずと見えてくるものである。医師がどのような導入をしたかを頭に浮かべながら，患者の状態に合わせた過不足ない導入をしたいものである。

　自分が検査を受ける場合を思い出すまでもなく，被検者となることは不安を伴うものである。まして，高次脳機能検査を受けることは負担が大きく，屈辱として体験されることも少なくない。検者はまず被検者を体験することである。知能検査を受けることがいかに緊張を伴い，不安や不快感を呼び起こすものであるかを実感を持って体験し，常にそれを忘れず検査を施行したいものである。

　高次脳機能診断を受けることや，その結果に対する不安やこだわりは個人差が大きい。知能検査に関して不愉快な思い出を持っている場合もあり，良い結果が出ないであろうことを予想して，過剰に恐怖している場合もある。検者はこの個人差に対して敏感でなければならない。例えば筆者の経験では，知能検査を施行して後，数年ぶりに会った患者が開口一番「○○の問題ができなかったことが恥ずかしい」と言い，なおこだわり続けていることがあった。「できなかったことが悔しくて眠れなかった」と感想を述べる者もいる。

　不安が強いと思われる患者に対しては，教示はとくに丁寧にする必要がある。検査を受ける目的についての説明や，成績について心配する必要がないこと，他の医学的な検査と同様秘密が守られることなどのルーチンの説明をする他に，この検査が易しい課題から難しい課題へと順に並べられており，何題か続けてできなかった時に中止すること，誰にとっても全部正解することがないように作られていることなど，テスト

の構成や特性についても説明する。そうしないと,「できなかったこと」が後遺症として残ってしまう可能性があるからである。

　このように十分な配慮をすれば拒絶されることはごくまれにしかないが,それにもかかわらず強い不安や気が進まない様子が窺われる場合には,無理をしないで中止することが大切である。心理検査は,無理に強行しても信頼するに足る結果は得られない。体調が良くない場合も同様に知能診断を行うべきではない。依頼した医師には状況をよく説明し,理解を求めることも検者の大切な役目である。実際の導入の仕方は人によりさまざまであるが,ここでは筆者が日常の臨床で実践している方法を紹介する。

　まずカルテを読んだり,前もって医師から必要な情報を得ておくことは言うまでもない。簡単な病歴と,病巣がはっきりしている場合は,その部位と大きさについておよその知識を得ておく。次に,白紙と濃いめの鉛筆,サインペンを用意してから患者に会う。実際に検査に入る前に短時間話をしたり,文字や絵を描かせるなどして気分をほぐすと同時に,意識状態や意欲の程度,記憶障害,失語,失読,失書,運動障害などの有無や重症度について打診を行う。質問は,「今一番困っておられることは何ですか」とか「ご家族について話してください」「毎日どのように過ごしておられますか」など身近な話題から始め,親しみやすく話しやすい雰囲気を作るように努める。次に住所,氏名,生年月日,年齢,検査日,家族の名前や年齢などを記入させる。この場合,通常は濃いめの鉛筆が筆圧の程度がわかって良いが,麻痺や脱力で鉛筆では書けない患者にはサインペンで書いてもらう。患者の状態に応じて,簡単な文章の書き取りや図形の模写や再生など,スクリーニングテストを施行することもある。これについては記憶障害の検査の項で詳しく述べる。

　このあたりまでの行動観察や,カルテや医師から得た情報,患者の訴えなどから,何と何の検査を組み合わせて施行するか,およその見当をつける。医師の手により事前に長谷川式痴呆検査をすませ,カルテに添

付してある場合もあり，また患者に記入させたＳＣＴ（文章完成法）のデータを持参させる，至れり尽くせりの医師もいる。高次脳機能の診断は非常に難しい上に，限られた時間内で済まさなければならないので，このような配慮は大変ありがたい。

b．診断環境について

　高次脳機能の診断は，できる限り個室で，1対1で施行することが理想であることは言うまでもない。誰にも気兼ねせずにのびのびと能力が発揮でき，秘密も守られる。そうはいっても，日本ではまだプライバシーを守ることに対する意識が低く，最近新設された病院でさえもカーテンで仕切っただけで診療を行っている所が多いのが実態である。一般の外来が終わった後の時間帯をあてたり，普段は診療に使わない部屋を借りたりなどのやりくりで個室が使えるのであればそれに越したことはない。どうしてもカーテンでとなれば，せめて一番奥のできるだけ静かな場所で，患者の声がなるべく他へ聞こえないような向きで行うなどの配慮をしたい。

c．所要時間について

　患者の状態によりケースバイケースではあるが，検査そのものにあてる時間は通常40分か50分位が限度である。したがって，ＷＡＩＳや標準失語症検査など時間を要する検査は，少なくとも2回に分けて施行することとなる。他にもいくつかの検査をするためには，さらに何回かの施行回数を要する。どうしても一日で長時間を要する検査を完了させなければならない場合は，午前と午後に分けるなど途中で十分な休憩時間をとる配慮が大切である。

d．立ち会い人について

　高次脳機能を診断する際には，他者を同室させないのが原則である。

患者の秘密を守るという観点からのみではなく，他人を気にせず課題に集中して取り組むことができるための配慮でもある。ただし，知能診断に際しては，家族や主治医にわざわざ立ち会ってもらう場合もある。

　職場の上司の勧めで知能診断を受けにきた40歳の男性患者が，アルツハイマー病であると診断されたことがあった。知能検査をすると，鈴木Binet式知能検査でＩＱが45であった。よく一人で無事に通勤できていると，驚くほどの重度の記憶障害があった。しかし，付き添ってきた妻は，夫はとくに問題はないと言った。

　信じられないことだが，まれにこのような事態に出会うことがある。もともと会話がない夫婦で，とくに日常生活上の破綻をきたしていない場合，こんなことがおこり得るのである。このケースでは，夫の病状を正しく認識してもらうことが大切なので，妻に検査に立ち会ってもらった。ただし，このような場合には事前に，本人に妻に立ち合ってもらってよいかどうか尋ね，その反応を見ることを忘れてはならない。また，観察した結果を有効に活かせるだけの能力や人格が妻に備わっているか，夫婦間の信頼関係が保たれているか否かをとっさに判断できなければならない。その判断がつかない場合は止めたほうが無難であろう。患者が軽蔑されたり，からかわれたりする種を残すことにもなりかねないからである。

　主治医が検査に立ち合わせてほしいと望む場合は，問題がないことが多い。検査に立ち合いたいと申し出るほどの医師は，概ね診療に熱心で，患者との信頼関係も良好な場合が多いからである。どんな検査をしているか，検査の内容を知り，検査を受けている患者の状態を観察することは，診療に役立つ情報を提供できるであろう。ただし，ロールシャッハテストはいかなる場合も同室者を許可できない。なぜなら，この検査はインクのしみ（曖昧な図形）を見せて何に見えるか言わせ，その反応の仕方や内容を分析して，そこに投影された精神内界を読み取ろうとするもので，同室者がいると自由な反応が抑制されるため，結果が信頼でき

なくなるからである。

### e．どこで中止するか

　患者が疲労してきたり気が進まない時，あるいは極度に緊張が高い時には，検査を続行すべきか中止すべきか迷うことがある。このような時は患者に，「疲れましたか」あるいは「今日は止めにした方がよいですか」などと聞いてみるのも一案である。患者が「大丈夫です」と答えた場合には，「では，もう少し頑張りましょう」と言って続ける場合もあり，時には検者の判断で中止する場合もある。いずれにしても，患者の状態には敏速に対応しなければならない。

　かつて筆者が勤務する病院に勉強に来ていた研修生に，こんな経験をした人がいた。高齢の女性にＷＡＩＳを施行していた時のこと，言語性検査の最後の課題である単語問題で，「拷問」とはどんな意味かと質問したところ，彼女は突然泣きだして，「今私が受けています」と答えたという。彼は急いで検査を中止したが，この場合はもっと前に患者の気持ちに気づき適切に対処するべきであった。

　私達心理士は医師からの依頼に応えようとするあまり，つい無理をしがちであるが，患者がやる気がなかったり疲労している時に強行しても，その結果は信頼性に乏しい。このような場合も医師とのコミュニケーションが何より大切である。

### f．結果をいかに知らせるか

　診断の結果を本人や家族にいかに伝えるかは難しい問題である。知能検査の結果であるＩＱの値を本人や家族に教えた方が良いか，教えない方が良いかと迷うことがある。原則的には，ＩＱの数値を言わずに説明した方が良い。数値は一人歩きするものだからである。ぜひ教えて欲しいと熱心に質問してくる患者や家族ほど，その数値に一喜一憂するものである。正確な意味がわからないまま思い悩む結果になりかねない。た

だ例外的に，知能検査の結果が本人が考えているより良かったことが明らかである場合には，むしろ積極的にＩＱの数値を伝えることもある。

　たとえば，70歳の女性が痴呆の疑いで検査入院していた。ＷＡＩＳを施行したところ，ＩＱは115もあり，記憶の検査でも年齢相応の成績であった。そこで，筆者が「どうして入院しているのですか」と尋ねると，彼女は「物忘れがひどいので検査をしてもらうため」と答えた。「どのように物忘れするのですか」と尋ねると，「すぐ物が見つからなくなる」と答えた。「あなたはだらしがない方ですか」と問うと，「はい，そうです」と顔をほころばして言った。彼女には，誰でも加齢とともに記憶力が低下すること，その程度にはかなり個人差があること，整理整頓して物をしまう場所を一定にすること，メモをとることなどを説明し，何よりも「あなたは痴呆ではありません」とデータを見せて説明すると，彼女は涙をためて筆者の手を両手でにぎりしめて喜んだ。看護婦さんに報告すると，「よかったです。私達も痴呆として対応していました。」と言った。

　このようなことは実はよくある。記憶力の低下は個人差が大きい。夫婦の一方のみに記憶力の低下があると，それが健常範囲内であっても，低下がない，あるいはより軽い配偶者から「おまえは痴呆だ」としばしば責められ，そのうちに本人もそうだと思ってしまう。家族から大げさに訴えられると，周囲の者や医療関係者も先入観から誤解するのである。

　また，抑鬱状態の患者も知的な低下がないにもかかわらず，低下したと思い込んで悩んでいる場合がある。このような場合，本人が結果を教えて欲しいと要求することはまずないが，データを示して客観的事実を理解させることが症状の改善に役立つことがある。

g．報告書の書き方

　自分でも理解できないことは書かない。これが鉄則である。自分に理解できないことを書いても，他人が読んで理解できるわけがない。自分

が納得できないのに，どこかに書いてあったからといって，それを頼りに検査の結果を無理やり解釈しようとすることが間違いの元である．多くの患者に接しているうちに，書物に書いてあることを鵜呑みにすることなど恐ろしくてできなくなるものである．背伸びをして恰好のよい報告書を書くのではなく，観察した現象と検査の結果，理解できた範囲のことを誠実に記録する．

　誰が読んでもわかりやすく，客観的に理解できることが優れた報告書の条件である．そのためには，心理学の世界でしか通用しない用語や言い回しはできるだけ避ける．また筆者はデータがすべてと考えているので，できるだけ詳しいデータを載せる．

　例えば，ＷＡＩＳやＷＡＩＳ－Ｒでは，ＶＩＱ，ＰＩＱ，ＴＩＱの結果のみならず下位検査の結果も記入する．あらかじめこれだけのことが記入できる用紙を作製しておき，カルテや報告書に添付すると便利である．筆者は，検査用記録用紙の表紙にある得点表を縮小コピーした用紙に結果を記入してカルテに添付している．Wechsler式知能検査では，ＩＱを算出するために区切られている年齢層が変わるとＩＱの算出規準が変わるので，再検した時にこの年齢層を越えている場合には，それを明記する必要がある．その上で，実際には知能が改善したのかしないのか，あるいは低下したのかについてきちんと解説する必要がある．これについてはWechsler式知能検査の項で詳しく述べる．

　また，患者が書いた文字や文章，描いた絵や図形，あるいはそれらのコピーを添付する．それらが，何をどのようにさせた結果であるのか条件を記した上で特徴的な行為や結果が認められれば，簡潔に要約して記す．さらに，データを読むに際して留意することがあれば記入する．例えばある患者では「動作性検査で時間制限内にできなかったのは運動障害の影響が大きく，元来の能力はもっと高いと推定される」などと書く．

　最近はどこの病院でもコピー機が利用しやすくなったので，手元に置いておきたいデータはコピーするとよい．

病院によりカルテに記入する所，決められた報告書を提出する所とさまざまであるが，おのおの決められた方式に従う。

### h．医師とのコミュニケーション

病院臨床においては，医師からの依頼を受けて高次脳機能診断を行う。依頼者の意向を十分把握し，その目的にそった診断がなされることが望ましいことは言うまでもない。できれば患者に会う前に直接主治医から知能診断の目的と患者の状態について説明を受け，終了後も結果を報告できることが理想である。きちんと報告書を書いたとしても，患者の印象や所見を直接言葉で医師に説明し，たとえ短時間でも話し合う習慣を持つことはお互いにプラスになることが多い。

高次脳機能の検査は血液検査や尿検査などの検体検査とは異なり，結果を紙の上で表現しきれないこともある。また情報交換しているうちに他の検査を追加した方が良いことを教えられることもある。例えば，検査の結果と医師が面接や行動観察で得た印象とがあまりにかけ離れている場合がそうである。知らず知らずのうちに医学的な知識を得られるばかりか，医師の側にも心理検査の特性や限界について理解を深めてもらえる貴重なチャンスでもある。何よりも，このように意思の疎通を良くしておくことが，チーム医療の一員としての信頼関係を築く基本である。

そうはいっても，それが許されない環境にある病院もある。大学病院では，次々にメンバーが交代するため，名前も顔も知らない医師から依頼を受け続けていることもある。このような病院では，きちんとした依頼箋をあらかじめ作っておくことが大切である。少なくとも，診断の目的と患者の簡単な現病歴，診断名，ＣＴやＭＲＩなどの結果から推定される病巣の部位を明記して貰うことが必要である。

### i．データの整理と保管

筆者は生データを一人分ずつ，Ａ４サイズの茶封筒に保管している。

予約簿には検査日ごとに予約者を記入するが，これとは別のページに名簿欄を作製しておき，受診した順に患者番号を付けておく。データを入れた封筒の肩にこの患者番号を書いておき，番号順に棚にならべておく。このようにして管理しないと，何年も経過するとデータが見つからなくなる。封筒の表紙には氏名，カルテ番号，施行した検査日，検査名，依頼医の氏名などを書いている。もっとも，コンピューターを使用できる職場で働いている場合はよりシステマティックに管理できるが，そのような恵まれた環境で働いている心理士はそんなに多くはいないであろう。

## 3. 高次脳機能障害の診断の対象

　臨床の現場では，高次脳機能の診断を必要とする対象はすべて広い意味での病者である。病者であるか否かの判別のために健常者に診断を行う場合はあるが，何も問題がない健常者は原則として対象にならない。病者は往々にして多様な症状を持っており，それらの症状についての十分な知識が得られなければ，適切な診断はできない。ここでは，脳の障害が引き起こすさまざまな症状の中で，高次脳機能診断を必要としている代表的な症状について述べる。

### 1) 精神発達遅滞（精神薄弱）Mental Retardation

　精神発達遅滞は疾患名ではなく，臨床像を示す症候群である。先天的ないしは発達の途上で知的発達が遅れるか止まってしまい，成人に達しても健常者のレベルまで到達せず障害として残る場合，あるいはそうなることが予想される場合を言う。精神発達遅滞という用語は近年精神薄弱と同義語に使われ，遅滞と言っても成人に達するまでに健常者のレベルに追いつけるような，一時的な遅れを意味しているのではない。むしろ，健常レベルまで回復することが予想される発達の遅れは精神発達遅滞とは言わない。精神発達遅滞には原因がはっきりしていて生じるものと原因が見つからないものとあり，通常前者の方が知能障害は重症である。後者は生理的精神発達遅滞とも言われ，全人口の中には優秀な者もそうでない者もいるように，自然発生的に生じる知能低下のある者である。

　精神発達遅滞の原因はさまざまであるが，以下に主な原因を挙げる。

先天的な異常：血液型不適合，ダウン症候群，常染色体異常や性染色体異常，フェニールケトン尿症などの先天性代謝異常，クレチン症などの先天性内分泌異常が原因となる。

妊娠中の異常：母親が妊娠中に感染した梅毒や風疹，いろいろな薬物の服用やX線撮影，また，出産時に仮死状態に陥ったり，鉗子分娩などの処置が脳を傷つけ，その原因となることもある。

後天的な異常：生後，発達途上で脳炎にかかったり，頭部にけがをしたりすることが原因となることも少なくない。狼に育てられた子供など，極端に人間社会から隔絶され，文化的刺激が少ない環境に育ったり，栄養障害などにより発達が阻害され，精神発達遅滞を招くこともある。

精神発達遅滞の診断は知能診断のみならず，医学的診断，ADL（日常生活動作能力），社会性の診断を総合して行われる。軽度，中度，重度といった重症度の診断についても同じである。知能（IQ）は重要な指標ではあるが，すべてではない。指標となる基準は研究者により，また公共団体等によっても多少異なる。以下にWHOが出版しているICD－10とアメリカ精神医学会が出版しているDSM-Ⅳ（精神疾患の分類と診断の手引き第4版）の基準を併記する。

IQのレベル

|  | ICD-10 | DSM-Ⅳ |
|---|---|---|
| 軽度精神遅滞 | 50-69 | 50～55 からおよそ70 |
| 中等度精神遅滞 | 35-49 | 35～40 からおよそ50～55 |
| 重度精神遅滞 | 20-34 | 20～25 からおよそ35～40 |
| 最重度精神遅滞 | 19 以下 | 20～25 以下 |

| 精神発達遅滞 | 精神遅滞が強く疑われるが，そ |
| 重症度は特定不能 | の人の知能が標準的検査では測 |
| | 定不能の場合（例：あまりにも |
| | 障害がひどい，または非協力的 |
| | または幼児の場合） |

　ただし，この分類には知能検査の種類について言及されていないが，ＩＱの値は施行された知能検査によってかなり大幅に異なる（知能検査の項Ｐ53を参照）。したがって，ＩＱ値には施行した検査名を付すことが条件である。

　また，通常ＩＱ80位から70位までの間を境界領域（borderline）と言う。

＊

　今から20数年前，筆者は神奈川県が全国に先駆けて行った精神薄弱者の居宅巡回診療で，心理判定の仕事を担当したことがある。当時，最も重症な精神薄弱者は自宅に居り，実態もつかめていなかったため，この巡回は実態調査と該当者に年金を給付したり施設に収容することが目的であった。

　精神科の医師とケースワーカー，心理判定員，それに役所の担当者がマイクロバスに乗りこんで，月に2回，1日かけて巡回した。巡回を必要としている対象は今でいう重度心身障害者が多かった。寝たきりで言葉もなく，感覚や知覚があるかどうかさえわからないような重い症例が少なくなかった。中には，うす暗い座敷牢のような所に寝かされている者や神様として祭られている者もいた。その家族は「この子のお陰で一家が協力する事ができ，商売も繁盛している。有り難くて毎日拝んでいる」と述べたものである。極端に平たく，くの字に曲がった身体を横たえて，ハエを追うことさえできずに無言で大きな虚ろな瞳を見開いていた，その若い女性の姿が今だに筆者の瞼に浮かぶ。

　ところで，この当時の神奈川県では年金を給付する重度精神薄弱の基準は鈴木Binet式知能検査の結果で決められていた。筆者は，それまで

にも鈴木Binet式知能検査を数多くの症例に施行しており，この検査は，現実的な知的な高さや生活能力と，検査の結果算出されるＩＱとがよく合致した優れた知能検査であるという印象を持っていた。しかし時には，判定にあたった全員が年金の給付に該当すると考えるような症例でも，ＩＱが少し高いために給付できない場合があった。そのため，進行性の疾患であることがわかっている症例では，年金の給付ができるＩＱのレベルに達するまで毎年その家庭を訪問したのであった。このような経験から，精神発達遅滞すなわち精神薄弱が総合的に診断されるように改善されたことは，好ましいことであると筆者は実感している。

2）痴　呆（dementia）

　精神発達遅滞が健常者の成人レベルにまで知能が発達することなく終わるのに対して，痴呆は健常者のレベルに達した者が何らかの頭蓋内の病変により後天的に低下をきたすことを言う。知能低下の程度は日常生活に支障をきたすほどに著しく，また一過性ではなく，意識障害もないことが条件である。痴呆は精神発達遅滞の場合と同様，疾患名ではなく，このような臨床像を表わす症候群を示している。その原因を大きく分けると以下のようになる。
　　（１）中枢神経のびまん性実質性疾患によるもの
　　　　アルツハイマー病，ピック病，クロイツフェル－ヤコブ病，ハンチントン舞踏病，老年痴呆，脊髄変性小脳症，進行性ミオクローヌスてんかん，進行性核上麻痺など
　　（２）代謝性疾患によるもの
　　　　副甲状腺の疾患，Wilson病，低血糖症，尿毒症など
　　（３）血管障害によるもの
　　　　脳出血，脳梗塞，動脈硬化症，血管の炎症性疾患，ビンスワンガー病，動静脈奇形など

(4) 感染症によるもの
   脳膿瘍，細菌性髄膜炎，脳炎，梅毒など
(5) 毒物および薬物によるもの
   金属，有機化合物，一酸化炭素，薬物など
(6) 欠乏症によるもの
   ビタミン$B_1$など
(7) 脳腫瘍によるもの
(8) 頭部外傷によるもの
(9) 正常脳圧水頭症*によるもの
(10) 低酸素症および無酸素症によるもの
(11) その他
   多発性硬化症，筋ジストロフィーなど

　また，発症した時期により初老期痴呆と老年痴呆に分類する。初老期痴呆は40歳位から65歳未満の初老期に発病するものを言い，65歳より高齢で発症する場合を老年痴呆と言う。

a. 初老期痴呆

　代表的なものにアルツハイマー病とピック病がある。どちらも発見した人の名前が疾患名となっており，脳細胞が変性して萎縮する疾患であるため，変性疾患と言われる。アルツハイマー病の萎縮は側頭葉や頭頂葉が主体ではあるが，経過を追っていくと，全体的な萎縮があるのに対し，ピック病は部分的に萎縮し，たとえば側頭葉ピックとか前頭葉ピックなどと言われる。

　アルツハイマー病は，著しい記憶障害を中核とした全般的な知能障害が急激におこるが，人格は比較的長い間良く保たれており，かなり進行するまで家人が気づかないことがある。ピック病はむしろ人格変化が先行し，それまで礼儀正しかった人が破廉恥な行為をしたり，よその家に無断で入り込んだり盗みをしたりすることから発症がわかることがある。

b．老年痴呆

　高齢になれば誰でも記憶は減退し，知能は全般に低下するものである。しかし，その程度が極端に著しく，この他にも高次脳機能障害が認められ，日常生活に支障を来している場合に老年痴呆と言う。一般に，脳の萎縮を伴う痴呆をアルツハイマー型老年痴呆と言い，脳梗塞＊などの血管障害によっておこる痴呆を脳血管性痴呆と言う。

　痴呆は精神遅滞の場合と同様，知能診断，医学的診断，ＡＤＬや社会性の診断を総合して診断される。また，後述するように，失語，失行，失認などの高次脳機能障害や，妄想やうつ状態などの精神症状を伴うことが多く，それらの診断も合わせて行なう。

c．アルツハイマー型痴呆（Alzheimer's type dementia）について

　最近「アルツハイマー」「徘徊」などの専門用語がテレビや新聞等のマスコミを通じてお馴染みになり，日常語に近いものとなった。しかし，その正確な意義を知る者は少ない。実は「アルツハイマー」の定義はなかなか難しい。

　初老期に発症するものはアルツハイマー病（Alzheimer's Disease）と言い，老年期に発症するものはアルツハイマー型の老年痴呆（senile dementia of the Alzheimer type，ＳＤＡＴ）と区別するが，病理学的には同じであるとして，両方をまとめてアルツハイマー型痴呆（ＡＤ）とも呼んでいる。

　アルツハイマー型痴呆は中年以降に発症する疾患で，大脳の主に頭頂葉や側頭葉にびまん性の萎縮があることはすでに述べたが，神経細胞の脱落とともに神経原繊維変化，老人斑，Hirano小体などが出現する変性疾患である。臨床的には，アルツハイマー病はアルツハイマー型の老年痴呆より進行が速く急激に悪化する。

## 3）記憶障害（amnesia）

　記憶は対象を認知する過程（登録，registration），入力された対象を保ち続ける過程（把持，retention），それを必要に応じて呼び出す過程（再生，recall）の3過程から成る。これらはまた，記銘(remembering)，把持(retention)，再生(recall)，あるいは符号化(encoding)，貯蔵(restorage)，検索(retrieval)などと言われる。

　記憶障害がある場合，この過程のどこで障害が起きているかをまずチェックする必要がある。注意が集中できない場合や興味がないことは，入力されても記銘されない場合もある。また，ある記憶対象を思い出すことができない場合，その対象自体が壊れている場合と，それ自体はしっかり貯蔵されているにもかかわらず，呼びだすことができない場合とでは，状態は大いに異なるのである。

### a．記憶の種類

　記憶の研究は日進月歩であり，その分類方法や用語の定義も確立していないばかりか，心理学の世界での分類と臨床医学での分類が異なり，複雑でわかりにくい。

　記銘から想起までの時間的長さによる分類としては心理学では大きく感覚記憶(sensory memory)，短期記憶(short term memory)，長期記憶(long term memory)に分類するが，神経心理学では即時記憶（immediate memory），近時記憶（recent memory），遠隔記憶（remote memory）に分類する。

　まず，心理学での仮説を簡単に説明する。感覚器官を通して脳に入ってきた全ての情報は，意味分析もされない生の感覚情報のままごく短時間，感覚器官（感覚登録器）に貯えられる。これが感覚記憶で，視覚情報は画像として約1秒間，聴覚情報は音響として約4秒間保持されるという。たとえば，映画やテレビの画像が1コマずつ異なる画像であるに

もかかわらず，短時間に多くのコマを見ると連続して見えるのは，この記憶の働きによるものである。これらの感覚登録器の膨大な情報の中で注意を向けられ，意味が取り出されたごくわずかな情報のみが短期貯蔵庫に送られる。

この短期貯蔵庫に情報が貯蔵されることを短期記憶という。短期記憶の保持時間の長さは人により意見が異なり，30秒から1分間位とされるが，Peterson & Peterson(1959)は3文字の無意味綴り（例えば，ZLQ，XPJなどの子音の綴り）を記憶した後，他の課題を行わせ，注意を他の対象に転導させることにより，リハーサルをさせなければ，再生の正解率は時間とともに急速に減衰し，18秒遅延後には10％強しか再生できないことを実験的に示している。いずれにしても，短期貯蔵庫の情報は意識的に注意をむけ続けていない限り，ほんの短時間で忘却されてしまう。

短期貯蔵庫の容量はごくわずかで，同時におよそ7±2チャンクしかない。±2は個人差である。1チャンクは1文字の場合も1単語の場合も，また1文の場合もあるが，すでに学習されてひと塊になっている情報である。日常生活の中で経験するのは，たとえば電話をかける時，書きつけたナンバーを見て覚え，ダイヤルを回すが話し終わると忘れている，あの記憶である。短期記憶はこのように，当座の精神活動の実行に必要なために留めおかれる記憶である。

また，自分の家や頻繁にかける友人の家の電話番号を覚えているのは，繰り返し注意を向けられたり，すでに知っている知識と関連づけられた情報が，長期貯蔵庫へ送られるからであると考えられている。これが長期記憶であり，よりしっかりと固定して記憶される。

最近は，短期貯蔵庫に性質が異なる処理を行う作業記憶システムを仮定したり，長期貯蔵庫の細分化を考えるなど，この貯蔵庫仮説はさらに発展しつつある。

しかし，これらの貯蔵庫はあくまで仮定であり，実態があるわけでは

ない。貯蔵庫モデルの代わりに処理水準という考え方を中心に，情報の処理方法をより連続的なものであると仮定する研究者もいる。

　一方，臨床医学における分類は，情報の入力から想起までの時間の長さにより3種類に分類しているが，この方がより便宜的かつ実用的で，症状に即した分類である。即時記憶は短期記憶とほぼ等しく，刺激入力直後に想起する記憶である。短期記憶と異なるところは，注意を他に転導する場合を含まないことである。知能検査では，数唱問題がこの記憶を調べている。また，耳で聞いたことを書き取ることができるのも，この即時記憶のおかげである。

　近時記憶は，ある対象を記憶してから他の事象に注意を移して後，再び先程の対象を想起することで，記銘力と言われるものである。いわゆる「覚えられる」と言うのはこの記憶が健全だからである。ある記憶対象が入力されてから何か他のことをした後でも，健常人であれば簡単な事柄は思い出すことができる。しかし，痴呆患者や高齢者が真先に障害を受けるのがこの記憶であり，その理由として側頭葉の内側面にある海馬という部位の細胞が破壊されるためであろうと考えられている。

　遠隔記憶は，すでにしっかりした記憶として貯蔵されるにいたり，生活に活用されている記憶である（山鳥, 1985₁）。

　カリフォルニア大学のSquireは，健忘患者の記憶障害の特性を分析して，長期記憶を叙述記憶（declarative memory）と手続き記憶（procedural memory）に分けている（1982, 1984）。叙述記憶はわれわれが通常，記憶と呼んでいるものである。すなわち，言語性，視覚性として意識に浮上し，叙述できる記憶である。

　トロント大学のTulving は，叙述記憶をエピソード記憶（episode memory）と意味記憶（semantic memory）に分類した（1972）。エピソード記憶は個人の生活史を創ってゆく時間と空間が織りなす出来事の記憶である。例えば，「私は昨日友人から電話をもらい，今日その友人と横浜で会って話をした」とか，「彼はけさ朝食にハムエッグとパンを食べ，

紅茶を飲んでから，会社に出かけた」などである。意味記憶は「知識」であり，言語を駆使する際に必要な記憶である。例えば，単語の意味，地名，史実，あるいは砂糖は英語で何というかとか，日本の首都はどこであるかとか，ピラミッドの高さはどの位であるかといった情報の記憶である。

　これらの記憶が表面的に種類が異なることは明らかであるが，その基礎にある記憶のシステムに違いがあるのかないのか，といったメカニズムはまだ解明されていない。エピソード記憶と意味記憶にしても，これらが異なる処理器官で処理されているとの考えもあり，また，エピソード記憶を繰り返し学習しているうちに枝葉末節が脱落し，重要な骨子だけが残ったのが意味記憶であるとする考えもある。

　手続き記憶は運動の熟練からパズルの解法までを含み，やり方やルールの記憶で，意識には浮上せず，主に身体で覚えるものである。例えば，水泳や自転車こぎ，運動技能，楽器の演奏，ゲームなどで，覚えるためには繰り返し学習が必要である。しかし，一度覚えると，それを習ったこと（叙述記憶）自体を忘れても，何年経過しても完全に忘れることはないとされている。

　最近，中国残留孤児が，紙飛行機の折り方を覚えていたため身元が判明したというニュースが，大きく新聞紙上で報じられた。その孤児は8年前に中国人の姉から打ち明けられるまで，自分が日本人であることも，兄弟と生き別れになったことも記憶になかったという。親族を探しにきた日本で初めて対面した兄から「紙飛行機の折り方を覚えているかな」と言われ，夢中で飛行機を折ったが，それが身元判明の決め手になった。かつて，兄が幼い弟に教えたその折り方が，胴体の部分に折り返しがある独特の折り方であったためである（朝日新聞，1995.11.4）という。この「折り紙の折り方の記憶」も手続き記憶なのである。

　その他に，視覚や聴覚，あるいは臭覚などのように，感覚様式により記憶を分類する場合は様式選択的記憶，対象の種類により分類する場合

は対象選択的記憶あるいはカテゴリー選択的記憶などと言う。本書では数列のみ覚えられなくなった症例を4章で紹介する（症例7）。

　また，発症時点以降の記憶障害を順向（性）健忘（または前向健忘），発症時点以前の記憶対象が再生できなくなることを逆向（性）健忘（または後向健忘）と言う。通常，発症時点の記憶障害が最も重く，この時点から離れるほど軽くなる。順向健忘や逆向健忘が続いた期間やその重症度を調べるには，患者にとって重大なエピソードや経歴を前もって家族から聞いておき，尋ねるのが最も確かである。社会的な出来事や歴史的事件，あるいは有名人（首相や時の人など）をどのくらい覚えているかを尋ねることもある程度参考になる。しかしこの場合は，病前には確かにそれを知っていたかどうかを確認できないという欠点がある。これらの知識量は個人差が大きいからである。

　欧米では，心理学者と臨床医学者との共同研究が盛んに行われ，脳損傷患者を対象とした心理学者による実験的な基礎的研究と，医学者による臨床的な研究とがつき合わせて検討されている。

b．症　例

　カナダのモントリオール神経研究所のMilner女史が報告した記憶障害の症例H.M.は，世界的に有名である(1968)。彼は1953年，27歳の時にてんかんの治療のため側頭葉の内側面を両側とも切除する手術を受けた結果，重篤な記憶障害に陥り，その後回復しなかったのである。WAISでIQが112と健常者の平均より高く，数唱は順唱が7桁，逆唱が5桁可能で，健常レベルに保たれていた。古い記憶は良く覚えていたが，術前の3年間の記憶は部分的に失われていた（部分的な逆向健忘がある）。術後は，新しい事象を覚えても注意がそこから逸れると全て忘れてしまうため，数分前のことも覚えられず（近時記憶＝記銘力の障害がある），何度繰り返しても学習効果がなかった。したがって，現在の年月日や自分が何歳であるかもわからず，毎日接する医師や看護婦の顔も

覚えられなかった。

　Milner女史は，このH. M.に長期にわたりさまざまなテストを行った結果，手続き記憶は学習できることを見出した。例えば，鏡に映った像を見ながら2本の線で描いた星型の間をはみ出さないように描く課題（鏡映描写）では，学習が可能であった。何回も学習を繰り返すと学習効果で速く正確にできるようになるにもかかわらず，本人は以前にこの課題を施行したことさえ覚えていないのである。この症例により，手続き記憶の座は側頭葉内側面ではなく，したがって障害を受けなかったのであろうと推定された。

　H. M.は側頭葉内側面の鉤，扁桃核，海馬傍回，海馬が両側とも切除されている。海馬傍回と海馬を含まない切除では記憶障害が起こらないため，海馬傍回と海馬が近時記憶の座であろうと示唆されたのである。両側ではなく，一側しか切除しない場合は重篤な記憶障害は生じない。

　このように，障害が側頭葉内側面に限局しており，全般的な知能低下やその他の精神症状を伴わず，記憶障害だけが起こることを「純粋健忘」（海馬性健忘）と言う。

　もっと最近の例を挙げよう。2〜3年前にテレビのNHKスペシャルで，「脳と心」という番組を放映した。その後も何回か再放映しているので，これを見られた読者も多いと思うが，その中の「記憶」で主人公となったイギリスのジェレミー・カス青年は純粋健忘症候群の患者である。彼は当時，ケンブリッジ大学の1年生であった。奨学金を受け，弁護士を目指して勉強していた優秀な学生であったが，ある日，指導教官の研究室で突然けいれんを起こして意識消失に陥った。動脈瘤*破裂であった。一命はとりとめたが，海馬に情報が入力される経路が遮断されたため，近時記憶の障害が後遺症として残った。数十秒前の事柄も覚えられないため大学を退学せざるを得ず，ついに弁護士になることを断念したのであった。しかし，彼は記憶を除く全般的な知能は保たれていたので，あらゆる工夫をしながら一人で生活ができている。

たとえば，アラーム時計に一日の予定と時間をセットしておく。時間がくるとアラームが鳴り，時計を見ると，時間と何をすべきかが書いてある。これを頼りに一日を生活するのである。また，人に会う時や電話がかかってくると，会話のすべてをテープレコーダーに録音する。料理をする時は一々の手順をすべてメモしておき，それが終わるごとにチェックしてゆく。そうしないと何を料理しているのか，これから何をしたらよいのかわからなくなってしまうからである。食事が終わると，「食事は終わった」と書き，何を食べたかも書く。同じものを毎日食べないためである。

　夜になると，何時間もかけてテープレコーダーに録音された内容を日記に書き移す。知人や友人ごとに別個にスペースが作ってあり，個別に何をしたのか，あるいは話した内容のすべてを記録する。このようにしないと人間関係が築けないからである。発病後に書き始めて何冊にもなった，彼の存在の全てがつまった日記帳を木箱に入れ，鍵をかけてソファーの後ろに隠す姿が痛々しかった。

　遠方に住む母は，ジェレミーさんが発病する少し前に離婚して家を出たが，彼が記憶障害になったため，二人の関係は修復できないままになっていた。番組はこの母を訪ね，母のために壊れた籐椅子を修理する場面で終わっている。彼は弁護士になる夢を諦めて，代わりに家具職人になる道を選んだのである。選んだというより，それより他に道がなかったのであろう。全てが覚えられなくなったかに見えたジェレミーさんも，技能すなわち手続き記憶の学習は可能だったのである。

　これほど重症な健忘患者のジェレミー青年が一人で住み，自活への道を志すことができたのは，記憶を除く全般的な知能と人並みはずれた精神力が保たれていたからである。また，過去に蓄積された記憶と即時記憶が保たれていたこと，さらに近時記憶も多少は保たれていたからであろう。即時記憶も壊れていれば，聞いたことをメモすることすらできない。また，多少の近時記憶も残されていなければ，アラーム時計が鳴っ

ても何をしたらよいのか，また日記帳がどこにしまってあるかもわからず，とうてい一人で生活することはできなかったであろう。これが両側の海馬を切除したH.M.氏との違いであったと思われる。

## 4）失行症（apraxia）

　大脳の器質的障害により生じる。目的を理解でき，対象もわかっていながら目的に沿った運動ができない行為の障害であり，かつ要素的な運動，感覚障害，知的障害や精神症状では説明できない場合を言う。ここでは，知能診断に関連がある失行の種類とその診断方法について簡単に触れるが，詳しくは日本失語症学会作製の「標準高次動作性検査──失行症を中心として」(1985)を参照されたい。左半球損傷により生じるため，失語症との合併が多い。失行症の定義は確立されていないが，とくに観念運動失行と観念失行は諸家の意見が一致せず，混乱状態にある。本書では山鳥(1985)の定義に従った。

### a．肢節運動失行（limb-kinetic apraxia）

　麻痺，筋緊張異常，粗大な知覚異常，失調，不随意運動など明らかな原因がないのに熟練しているはずの運動が拙劣になること。失行と麻痺の移行型で，それまでできた動作が下手になったり不器用になる。箸を使わせる，ボタンを掛けさせるなどの行動観察により診断されるが，麻痺がないことをはじめ，医学的診断が優先される。歩行の開始やボールを蹴る動作が下手になるなど下肢に現れることもある。

### b．観念運動失行（idiomotor apraxia）

　表情や，道具などの客体を使わない習慣的な行為が自動的（無意識的）にはできるにもかかわらず意図的にはできないこと，および身振りなどの模倣ができないこと。「お辞儀をしてください」「バイバイと手

を振ってみて下さい」「櫛で髪をとかす真似をして下さい」「ピアノを弾く真似をして下さい」などと口頭で指示して行わせた後，検者がやってみせ，模倣させる．

c．観念失行（ideational apraxia）

　日常的に慣習となっている物品の使用が困難になること．単一客体においては使用すべき対象物の認知は可能で，運動感覚器官に障害がないにもかかわらず，なおかつ困惑したり誤ることにより，正しく操作できないこと．複数の物体を使用する場合は系統的な行為に障害が起きるが，このような行為の障害は重度の知的障害があれば当然おこる症状であるから，知的障害によって説明できる場合は，観念失行とは言わない．したがって，知的な障害がある場合はその程度との兼ね合い（乖離）が重要である．

　たとえば，口頭で指示して以下のことをさせ，行動を観察する．
　　・櫛や鍵，食器，かなづちやドライバーなどを使用させる．
　　・封筒と便箋を渡し，便箋をたたんで封筒に入れ，封をさせる．
　　・茶筒，急須，ヤカン，茶碗を用意し，茶を入れさせる真似をさせる．

d．構成失行（constructional apraxia）

　要素的な運動，感覚障害がなく，全般的知能のレベルからすれば当然できる程度の構成行為ができなくなること．代表的な検査方法としては，積木課題，幾何学図形，立方体の模写などがある．全般的な知能と構成能力との間に乖離があることが条件であるから，知能検査を施行することは当然であるが，構成能力の診断も標準化された検査を施行することが望ましい．

　鈴木Binet式知能検査の17問に，2枚の三角形のプレートを使って長方形を作らせる課題があるが，スタートの三角形の置き方を変えながら

3回施行して2回成功すると，約4歳8カ月の幼児の平均的な知的レベルに達していると見なされる。したがって，鈴木Binet式知能検査で精神年齢がこのレベルよりはるかに高いにもかかわらず，この課題のみができなければ，構成失行が強く疑われる。Wechsler式知能検査にも積木課題が含まれているが，精査する場合には，Kohs立方体検査やPicture Brock Testを施行すると定量的に診断ができる。Bender Gestalt Testも参考になる。

## 5) 失認症 (agnosia)

失認とはある感覚器官を通して対象を認知することの障害であり，しかもその原因を感覚器官の障害や知的障害，意識障害などに帰すことができず，他の感覚様式を用いれば認知が可能である場合を言う。例えば，通常であれば物を見るのに支障があるほどの視力障害がないのに，対象物を見てそれが何であるかわからないが，触れば即座に判るという場合がそうである。ただし，最も出現頻度が高いとされる視覚失認でさえ，その概念や実在そのものについて議論があり，聴覚失認や触覚失認など視覚以外の失認は，さらにその実在が疑問視されている。

失認の実在に関して疑問があるのは，形態がどのように認知されているかを客観的に捉えることが困難であることや，要素的な感覚器官の障害や知的障害などの影響を完全に否定できるほど信頼できるに足る純粋な症例の報告が乏しいからであろう。ここでは知能と関わりがある視覚失認についてのみ簡単に触れる。詳しくは専門書を参照されたい。

### a. 視覚対象失認 (visual object agnosia)

両側後頭葉基底部の損傷により生じるとされているが出現頻度は低く，その実在自体に議論があり，報告もごくわずかしかない。例えば，櫛を見てもそれが何であるか同定できないが触れば判る。あるいは，時計を

見ても時計であることが判らないが，チクタクという音を聞けば判るというように，視覚と，聴覚や触覚を介する認知に乖離が生じることである。

b．同時失認（simultanagnosia）

状況画の全体像を認知することの障害である。部分的には認知できるにもかかわらず，状況画全体の意味がわからないことを言う。

これは知的行為そのものであるから，知能が低ければ当然生じる現象である。したがって，知能との明らかな乖離がある場合に限定される。すなわち，本来ならば当然それが可能であるほどの知的レベルが保証され，かつ部分の認知に障害がないにもかかわらず全体像の意味が理解できない症状をいう。純粋例の報告がないところから，他の失認と同様その実在については疑問視されている。

筆者は鈴木Binet式知能検査の状況画（29問，6～7歳級）において，個々の事物が何であるか理解しているにもかかわらず全体的な意味が把握できず，しかもこの課題に相当するより明らかに精神年齢（MA）が高い場合に同時失認を疑って良いと考えているが，未だそのような症例に出会ったことはない。

c．色彩失認（colour agnosia）

色彩知覚が正常かつ形態の認知もでき，失語もないにもかかわらず，その形態に適した色彩をあてはめることができない症状であるとされる。純粋例の報告はなく，色彩失認の実在も疑問視されている。

この現象も筆者には良く理解できない。色彩知覚が正常であるにもかかわらず，色彩が形態と重なる時にだけ色彩がわからなくなる，とはどういうことなのであろうか。もし，ある対象物の色彩を忘れてしまうほど記憶力が低下しているのではないとすれば，色彩が対象物の形態と重なる時と，色彩のみを見ていた時とは異なる色彩に見えるのであろうか。

### d．相貌失認（prosopagnosia）

熟知している人の顔を識別できないが，顔以外の認知は正常であること。身体の特徴や声，黒子の位置や服装によって人を識別することは可能である。報告例は多いが，顔以外の認知が完全に正常であることが確認されている純粋例は報告されていないようで，これもその実在には議論があるところである。

顔の認知だけが選択的に認知できないという現象は一見不可解に思える。しかし，顔は全体の輪郭も大きさもほぼ決まっており，目，鼻，口，眉，耳などの部分があることも，その部位も形もほぼ同じであるにもかかわらず何億という種類を識別するのであるから，非常に難易度が高い。部分の形態の認知の他，その組み合わせや全体のバランスなど，繊細かつ高度な総合的認知の障害であろうと筆者は考えている。

### e．左半側空間無視(left unilateral spatial neglect, or agnosia)

行動にあたり左側を無視する状態で，かつては半側空間失認と称された。これは左目が見えないのではなく，「両眼ともに左半側を無視して見ない」という症状である。一側（右）大脳半球の損傷により病巣の反対（左）側にしばしば生じる。発症のメカニズムや責任病巣については種々仮説が提唱されてきた（Denny Brown et al.,1952; Battersby et al.,1956; Kinsbourne,1970; Heilman & Valenstein,1985)が，未だ定説が確立していない。現在のところ「身体図式」と関連する空間表象能力の障害(Brain,1941)や，右半球損傷により左半側への注意が低下すると考える注意障害説（Heilman ら, 1977），表象空間における一側構造の破壊の結果であるとする(Bisiachら,1978, 1979)などの表象障害説，反対側の半球の覚醒水準の低下が引き起こす半側空間性の運動低下説（hemispapatial hypokinesia, Heilman & Valenstein, 1979)などが有力である。

左大脳半球の損傷による右半側空間無視の発症はごく少なく，右大脳半球損傷による左半側空間無視の方がはるかに頻度も高く，重症である。左片麻痺患者における左半側空間無視の発症率は，報告している研究者により20％未満から70％近いものまであり，ばらつきが大きく数値があまり意味をなさないが，一過性に回復する者まで含めるとかなり発症頻度が高いことは間違いがない。責任病巣としては，前頭葉病巣(Heilman, 1972)や基底核病巣(Watson & Heilman, 1979)などの報告もあるが，一般的には，右半球の頭頂，後頭，側頭葉境界部を重視する研究者が多い(Hécaen & Albert, 1978; Bisiachら, 1979)。しかし筆者の経験では，とくにこの部位に出現頻度が高いという印象はない。自験例では，半永久的な重度の左半側空間無視患者はほとんど右半球（ごくまれには左利き，右利きともに左半球の場合もあった）の広範囲な領域に損傷を有し，かつ頭頂葉に損傷がかかっていた。

その症状は劇的で，食卓の左側に置かれた食物に手をつけない，左側の壁や物にぶつかる，道に迷う，信号や車が来るのを見落とす，テレビを見ても意味がわからないなど日常生活が困難になるばかりか，時計が読めない，計算ができない，読み書きができない，などの知的な行為全般に困難が及ぶ。病識がないため自ら訴えることがなく，よほど重症でない限り検査をしないと発見が難しい。注意深い行動観察が有効で，家族やナースからの情報が手がかりを与えてくれる。左片麻痺はもとより麻痺がなくとも右半球，とくに頭頂葉に損傷がある場合にはスクリーニングテストを施行することが望ましい。左半側空間無視は重症度に差があるのみならず質的にも多様であり，多種多様なスクリーニングテストを用意する必要がある。

6) 失語症 (aphasia)

失語症とは脳疾患や外傷など脳の損傷により生じる言語操作能力の障

害のことである。右利きの場合，左半球の損傷で生じるため右片麻痺を伴うことが多い。

　1861年，フランスの外科医 Broca, P.P. (1824-1880)が他人の言うことは理解できるように見えるにもかかわらず，21年間も"tan"と言う以外は一言も発することができないため"tanさん"と呼ばれていた患者を診察した。この患者はまもなく細菌感染症で死亡し，Broca が脳を解剖した結果，左半球の前頭葉に古い脳梗塞の病変を発見した。

　Broca は1863年までに類似の症例を8例集め，すべての症例に左半球の下前頭回後部に病変を認め，1865年には「我々は左半球で話している」との有名な言葉を残した。この部位は今日では Broca中枢と呼ばれており，言語表出に最も重要な役割を果たす領域であると考えられている。ここが損傷されることにより生じる失語症は Broca失語あるいは運動失語と呼ばれ，言葉がスムーズに出ず，とぎれとぎれとなり，努力しないと発することができないばかりか，発音が歪んで聞き取りにくい。

　また1874年には，ドイツの精神科医 Wernicke, C. (1848-1904)が発語は流暢であるが内容は無意味なことしか話さず，言語を理解できないにもかかわらず状況判断力は保たれている二人の女性患者を診察したが，そのうちの一人が亡くなったため解剖し，左大脳半球の上側頭回に脳梗塞の跡を認めた。Wernickはこの部位が語音の聴覚記憶心像の座であると考えた。現在この領域はWernicke中枢として知られ，ここが損傷されることにより生じる失語症はWernicke失語あるいは感覚失語と呼ばれている。

　Broca失語もWernicke失語も話言葉に加えて書くことも読むことも障害されてしまうため，言語によるコミュニケーションが困難になってしまう。さらに，Broca領域とWernicke領域がともに破壊されてしまう場合は全失語と呼ばれ，話すことも理解することも全くできないばかりか読み書きもできなくなってしまう。

　その後も様々な失語症が提唱され，現在ではおもな臨床型の種類とし

て以下のものがある。
1. 運動失語とも言われ，言語表出の障害を主とするブローカ失語
2. 感覚失語とも言われ，言語理解の障害が目立つウェルニッケ失語
3. 復唱の困難が目立つ伝導失語
4. 喚語困難を主とする健忘失語
5. 意味を理解することが困難であるにもかかわらず復唱が保たれている超皮質性感覚失語
6. 自発語が困難であるにもかかわらず復唱が保たれている超皮質性運動失語
7. 言語表出と言語理解ともに重度に障害された全失語

図1は失語症患者のCTscanから予想された病巣部位を重ね合わせたものである（Kertesz, 1979）が，黒色が濃いほど，その部位に病巣を持つ患者が多いことを示している。この図から，代表的な言語野であるブローカ領域とウェルニッケ領域に病巣がある患者の出現頻度は高いが，それ以外の部位に病巣を持つ患者でも失語症が出現することがわかる。

これとは逆に，まさに言語野を覆い隠すような巨大な病巣であっても失語症にならない患者もいる。このように，失語症ばかりでなく高次脳

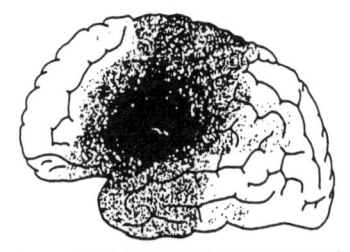

Broca型失語症患者の脳障害部位
(Kertesz, 1977)

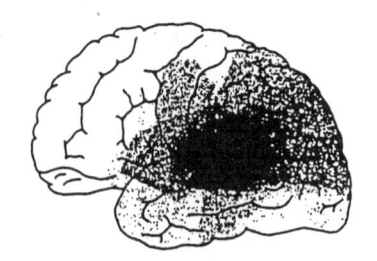

Wernicke型失語症患者の脳障害部位
(Kertesz, 1977)

図1　神経心理学の局在診断（「失語症と関連障害」医学書院，1982）

機能障害は，ある部位に病巣があれば必ず生じるほど症状と病巣部位との関連性が単純かつ確定的ではなく，不安定で個人差も大きい。それが高次脳機能の研究の難しさである。しかし，もし言語野あるいはその近辺に病巣があれば，たとえ一見して言語障害がないように見えても，できれば失語症検査をすることが望ましい。時間的なゆとりがなければ，少なくとも簡単な読み書きのスクリーニングテスト位は施行して欲しい。自覚症状がなくとも失読や失書が見つかることがある。

## 7）純粋失読（pure alexia）

自発語や復唱，言語理解などの音声言語は正常であるにもかかわらず，文字を読むことに障害があることを言う。とくに「読むこと」に障害があるにもかかわらず「書くこと」の能力が保たれている場合を「純粋失読」と言う。自分で書いた文字さえしばらくすると読めなくなるほど「読むこと」と「書くこと」の乖離は明確である。しかし，アラビア数字の読みは正常である。

純粋失読は，両側の視覚野から左半球にある角回に通じる経路が遮断され，視覚刺激が角回に到達しないために生じるとされている（Geschwind, 1962, 1965）。角回は読み書きを司る座であるが，これが破壊されていないため「書くこと」はできるが，文字刺激が角回に入力できないため読めないと説明されてきた。多くの場合，左後頭葉内側面と脳梁が同時に損傷され，右同名半盲と色名呼称障害（色を見てその名を言うこと）を伴うとされた。しかし，近年少数ではあるが，損傷部位も異なり，同名半盲や色名呼称障害もないなど，従来とは異なる型の純粋失読が報告されるようになった（Ajax, 1967, 1977, Greenblatt, 1973, 1976, Vincentら, 1977）。河村と高橋（1981）はこのタイプを非古典型純粋失読，脳梁に損傷がある従来のタイプを古典型純粋失読と名づけている。

筆者が経験した，左側頭葉後下部の出血で生じた純粋失読（非古典型）の一例を第4章の症例10で紹介する。

## 8) 失読失書 (alexia with agraphia)

言語の理解や発語，復唱はほぼ正常であるのに，読字と書字に強い障害があること。漢字と仮名の読みの能力は乖離していることが多く，一般的には仮名より漢字の方が読みやすい場合が多い。

書字読字は知的な行為であるから，知的な障害や意識障害があれば当然生じるが，このような場合は失読失書とは言わない。書字や読字が可能なだけの意識状態や知的水準が保たれているにもかかわらず，これらの症状が出現する場合をいう。

第4章で左側頭葉後下部の出血により失読失書となった自験例を紹介する（症例11）。

## 9) 純粋失書 (pure agraphia)

失行，失認，失語などの神経心理学的症状がないにもかかわらず，書字障害のみが選択的に存在すること。書字は読字と同様，教育により獲得されるものであり，知能がある程度より低ければ必然的に書けない。したがって，書字が十分可能であるだけの知的能力があるにもかかわらず，このような症状が出現する場合をいう。病巣としては左半球第2前頭回脚部と左半球頭頂葉後方上部が知られている。誤り方の特性としては，書いたものが文字の形にならなかったり，文字を書くのに極端に時間がかかる，文字が想起できないなどの理由で書けない場合と，文字は書けるが意図と異なる文字を書いたり，文字の配列を誤る場合がある。また，他の事柄の学習は優れているのに書字のみ学習困難な場合もある。

筆者は，左側頭葉後下部の梗塞により生じた純粋失書例を訓練した経

験があり，第4章で紹介する（症例12）。新聞を読むことには不自由はなく，仕事も日常生活も支障がないにもかかわらず，平仮名さえ完全には書けず，学習も困難であった。

## 4．高次脳機能診断に必要な検査と適用

　心理検査と神経心理学的検査の定義は明確ではなく，検査の分類に混乱が生じているのをしばしば見かける。
　知能検査のように，健常者を母集団として抽出した被検者のデータを基に標準化した検査は元来心理検査である。神経心理学的検査は脳の病巣と関連する高次脳機能障害を想定し，それを検索することを目的として作製された検査である。しかし，本来その目的で作られたものではなくとも，神経心理学的検査として用いられている国際的に有名な検査もある。このように広く解釈すれば，知能検査が神経心理学的検査に分類されてもあながち誤りとは言えないのかもしれない。
　神経心理学的検査は患者の症状を客観的に表わす指標として開発され，じつに多種多様である。しかし，実際に出会う患者の症状はさらに多種多様であるため，入手可能な既存の検査で測定出来ない症状を持つ患者に出会った場合には，患者に適した検査をその都度自分で作製することになる。この点が開発途上にある領域で仕事をすることの困難さでもあり，面白さでもある。
　筆者の経験から一例をあげる。耳から聞いた数列が覚えられなくなったためメモが取れず，仕事に支障が生じたとして受診した患者に出会ったことがあった（自験例7）。この症例では，数列以外に記憶障害が起こる刺激はないか，なぜ数列だけなのか，聴覚刺激と視覚刺激で記憶容量に差はあるのかなどさまざまな疑問を解くため，数種類のテストを作製することになった（後述）。
　また，このように特殊な症例ばかりではなく，多くの左半側空間無視の患者を診断しているうちに，多様な症状の違いを検索するための検査

がいつのまにか多数できてしまったこともあった。神経心理学的検査には，国際的に普及している有名な検査から自分で作製して個人的に使用しているものまで，さまざまな検査が含まれているのが現状である。

以下に，筆者が使い慣れている検査を中心に高次脳機能診断に役立つ検査を紹介する。筆者が小児科での経験がないため，対象は主に成人である。また，投影法は難しいので本書では扱わない。

Raven's Progressive Matricesは，国際的に普及している神経心理学的検査として有名で，重度の言語障害と運動障害がある患者の知能診断が可能である。Wisconsin Card Sorting Test，Tower of Hanoi Test，Sentence Completion Test（ＳＣＴ，文章完成法）などは知能検査では測定できない思考の柔軟性や記憶，創造性などを検索できる検査である。Bender Gestalt Test，Koh's立方体組み合わせ検査，Picture Brock Testは心理検査として数量的に処理され標準化されているが，構成障害を精査する神経心理学的検査としても利用できる。Frostig 視知覚発達検査は，重度の器質疾患の患者に適用できる数少ない検査である。Rey's Complex Figureは国際的に普及しており，最近はわが国でも神経心理学の領域でよく施行されている。鈴木ビネーテストの43問と44問は知能検査の中の課題であるが，これだけで実用的な記憶のスクリーニングテストとして使用できる。Rey's Auditory Verbal Learning Test（ＲＡＶＬＴ）やFrontal Assessment Battery（ＦＡＢ）も最近紹介されたが，使いやすい検査である。

### 1）知能検査およびそれに類するもの

高次脳機能診断に必要な検査の筆頭は，何といっても知能検査である。知能検査は一般的，総体的な知的能力を客観的に測定でき，かつ標準化されているところに意義がある。数多くある知能検査は，それぞれの作者により知能観も作製した目的も，ＩＱの意義も異なる。検査を選択す

る際には，それらをよく理解して参考にすることが望ましい。詳しくは各マニュアルを参照されたいが，代表的な Binet式知能検査と Wechsler 式知能検査について簡単にふれておく。

①Binet 式知能検査

　1904年，フランスの文部当局がパリの小学校に学業不振児のための特別学級を作るに際し，「本当に能力が低い子供と，怠けているに過ぎない子供を判別する方法」を工夫するよう依頼したことに応え，パリ大学の心理学実験所の所長であったBinet, A. (1857-1911) が友人の医師 Simon, T.の協力を得て作製し，1905年に発表した世界初の知能尺度であるとされている。

　Binet は知能を一般的な能力の統一体であると考えた。その本質は，一定の方向をとり維持しようとする方向性，目的を達成するために働く目的性，自己の反応結果について適切に批判する自己批判性の三側面を持った心的能力であると言う（田中教育研究所 1987）。また知能は検査によって定義され，検査は知能によって規定されると考え，思弁を排し，実証的に知能問題に取り組もうとした。

　しかし，この検査を現在われわれが使用しているテストの形に整えたのはアメリカのTermanである。彼はスタンフォード大学在学中に多くの研究者の協力を得てBinetの尺度を拡張整備し，知能検査としての形を作った。すなわち，検査項目を増やし，検査項目数を年齢ごとに均一にし，小学校入学時のみではなく，広い年齢層を対象とした知能検査として完成させたのである。また1911年，Binet の知能水準を mental age （MA）と訳し，MAで知能水準を表したが，これが現在われわれが使用している用語である精神年齢の語源になっている。さらに1912年には Stern の提言を取り入れ，精神年齢を実年齢（実際の年齢，culture age or chronological age，CA）との比率により，IQ（Intelligence Quotient: 知能指数）として結果を表示した。これがス

タンフォード・ビネー検査(Stanford-Binet Scale)と名づけられ，驚異的な速さでアメリカに定着し，世界中に伝播したのである。

Binet式知能検査は発達段階が高くなれば知能が高くなることを仮定し，これを前提として作製された発達検査である。Wechsler式知能検査のように知能構造の分析的な診断が目的ではなく，単に「知能の一般的水準」を測定している。

ＩＱは以下の式で算出する。

$$IQ = MA / CA \times 100$$

（ＩＱ：知能指数，ＭＡ：精神年齢，ＣＡ：実年齢）

精神年齢とは，普通児（健常児）の平均的な知能のレベルを年齢で表したもので，たとえば「精神年齢が10歳である」とは，「実際の年齢に関わらず，普通の子供の10歳位の知能がある」という意味である。鈴木Binet式知能検査では，サンプルとして選ばれた健常者（児）の60％から70％が正解できる課題が相当する精神年齢の課題として選ばれている。ＩＱは精神年齢を実年齢で割った結果に100をかけたものであるから，10歳の子供が10歳の子供の平均的な精神年齢であれば100となる。また，10歳の健常な子供が5歳の子供に相当する知能しかなければＩＱは50となる。逆に，5歳の子供が10歳の子供に相当する知能を持っていれば，ＩＱが200であるということになる。発達の速度が速い幼児では，親が特訓するとすぐにこれに近いＩＱが算出されるが，年齢が高くなるにつれて頭打ちとなる。

わが国では，Stanford Binet Test を基礎にして，鈴木治太郎(1875－1966)が鈴木 Binet式知能検査(1930,1948,1956)を，田中寛一が田中 Binet式知能検査(1947, 1987)を作製した。現在どちらも健在であるが，田中 Binet式知能検査では1987年の改訂版からＩＱを偏差値で表すようになった。

### a．鈴木Binet 式知能検査

点数尺度である。被検者のCAより1歳下の年齢に相当する尺度の問題から易しい問題に向かって始め，合格が5題続くところまで行う。それより易しい課題はすべて合格したものとみなす。ついで，より困難な課題に移り，不合格が5題続くところまで行う。推定合格を含めて合格した問題数を得点とし，この得点を算出表に照合してMAを決定する。したがって，ここで算出されたIQは偏差値ではない。

1956年以降改訂していないので，課題の内容や用いられている絵カードの絵が古いのはもとより，標準化そのものが時代遅れで現実に合わない課題もあり，現在では使用されることが少なくなった。とくに幼児，児童に施行するには問題がある。しかし，割烹着を着た母親が火鉢のそばに座っているなど，刺激図形として用いられている状況画の内容の古さがかえって高齢者には親しみ易く，痴呆患者に施行するには幼児，児童向きに作られた田中Binet式知能検査よりはるかに抵抗が少ない。また，元来が知的障害者の判別を目的として作製されているため，本検査により算出されたIQのレベルと実生活での適応能力がよく合致しており，精神遅滞や痴呆の診断に適している。さらにWAISやWAIS-Rとは異なり絶対尺度であるため，IQが意味する知的レベルが年齢層により変動することがなく，IQの数値からそのまま知的障害の程度を推定できる。発達尺度であることから，子供の発達と比較して知的能力を把握することができ，わかり易い点もある。成人に適用する場合には，予想される精神年齢より1歳下と考えられる課題からスタートし，数題続けて出来なくなる所まで施行する。ただし，本検査は発達検査であり，知的発達の最高を16歳としており，成人は16歳としてIQを算出するため，平均的知能の高齢者はIQが100に達しない。筆者の経験からすると，成人の適用は精神年齢が10歳位までである。

b. 田中Binet式知能検査

年月式。1歳から4歳までは1年ごとに12題，5歳以上は6題ずつで

ある。したがって，5歳以上では1問が2カ月として計算される。6問全部できたところを基底年齢とし，これに，合格した問題数を1問につき2カ月として加算し，全問不正解となる年齢まで施行する。本検査は，1987年の改訂版から偏差ＩＱが採用されている。また，刺激図形や器具もカラフルで大きく，内容もより幼児，児童向きに作り直された。しかし，対象者次第であまりにも長時間を要し，終了までもたない患者も少なくなく，臨床の現場に使用するには適さない。

② Wechsler 式知能検査

Binet 式知能検査が一般成人の知能診断に有効でなかったため，New York大学付属Bellevue病院の主任心理学者であった Wechsler,D.(1896-1981)が1939年，一般成人用に開発したintelligence scaleである。

彼の知能観は「個人が目的的に行動し，合理的に施行し，かつ能率的に自分の環境を処理しうる総合的または総体的能力」であり，「知力だけで説明されるものではなく，drive and incentive など性格的因子をも包含する」とした多角的なものであった。

このように知能をパーソナリティ全体として捉えているため，検査も多元的，多面的に作製されている。言語性検査と動作性検査は各6種類と5種類の下位検査(subtest)から構成され，下位検査も標準化されているので，独立した検査として扱うことが可能である。採点は年齢尺度ではなく点数尺度を採用している。すべての年齢の被検者に対して同一課題を施行するようになっており，偏差知能指数を用いることで被検者間の比較ができるようになった。

すなわち，男女別に得点に対する累積度数曲線を作り，その中間にそれらをスムースにした累積度数曲線を定義して，この曲線が正規確率で平均100，標準偏差15に相当する直線になるよう，図の上で得点とＩＱの対応を求めたものである（児玉ほか，1958）。したがって，ＩＱの分

布は平均100，標準偏差（SD）15の正規分布に従う。IQは以下の式で算出される。

偏差知能指数＝15×（個人の得点－母集団の平均値）／母集団の標準偏差＋100

この式から，ある人のIQの値が決まると，一定の集団におけるその人の相対的位置を読み取ることができる。Wechsler式知能検査による知能指数の出現頻度を以下に記した。

| 知能指数（IQ） | 出現頻度（％） | 分　類 |
|---|---|---|
| 130 以上 | 2.2 | 最優秀　（very superior） |
| 120〜129 | 6.7 | 優　秀　（superior） |
| 110〜119 | 16.1 | 普通の上（bright normal） |
| 90〜109 | 50.0 | 普　通　（average） |
| 80〜 89 | 16.1 | 普通の下（dull normal） |
| 70〜 79 | 6.7 | 境界線　（borderline） |
| 69 以下 | 2.2 | 精神薄弱（mental defective） |

Wechsler式知能検査は成人用の他に児童用，幼児用も作製され，各々改訂版もある。作製年は以下の通りである。

WAIS　　：Wechsler Adult Intelligence Scale　1939年　日本版は1957年

WAIS－R：WAISの改訂版　1981年　日本版は1990年

WISC　　：Wechsler Intelligence Scale for Children　1949年　日本版は1953年

WISC－R：WISCの改訂版　1974年　日本版は1978年

WPPSI　　：Wechsler Preschool and Primary Scale of Intelligence　1966 年　日本版は1969年

WAIS－RとWISC－Rは国内で普及して久しいが，多くのユーザーはWAISやWISCのどこが改正されたのか知らずに，WAISやWISCと同じように扱っているのが現状である。ここでは，成人用

のWAISとWAIS-Rはどこが変わったのか比較検討するので，検査を選択する際に参考にされたい。

③WAISとWAIS-Rとの比較
a．WAISとWAIS-RではIQの意義が異なること
　WAISとWAIS-Rの最大の相違点は，IQの意義が異なることである。WAISでは，下位検査の評価点とIQを算出する母集団は全年齢層であるため，年齢の異なる被検者や，同一被検者を再検した時に属する年齢層が前回と異なる場合には（年齢層はWAISもWAIS-Rも16～17歳，18～19歳，20～24歳で，それ以上64歳までは10年ごと，さらに65歳から74歳までは5年ごとに区切られている）IQでは比較できないが，下位検査の評価点で比較できる。しかし，WAIS-Rでは各年齢層ごとに母集団が異なり，それらのサンプルのデータを基に各年齢層ごとに評価点とIQを算出しているため，異なる年齢層に属する被検者の評価点やIQは関連性がなく，どちらも比較することは出来ない。これがWAISとWAIS-Rの最大の相違点であり，WAIS-Rを施行する際に留意すべき重要な事項である。にもかかわらず，ユーザーにはこのことがほとんど知られていない。

　なぜこのように変更したのかについて，日本版WAIS-Rの作者の一人である前川久雄氏にお会いして直接お尋ねしたところ，このように年齢層ごとに母集団を独立させた理由は，人が求められている役割は各年齢層ごとに異なるからであり，WISCやWPSSIと等しくしたと答えられた。

　しかし，病院臨床においては同一被検者を再検したり年齢層の異なる被検者間での比較検討をすることが多く，全年齢層の知的レベルを単一の指標（下位検査の評価点）で表わし，その上で各年齢層ごとにIQが算出できるWAISを使用する方が都合が良い。たとえば，ある69歳の患者にWAIS-Rを施行して，VIQもPIQも100である場合を考

えてみよう。数カ月後に再検した時にその患者が70歳になっていれば，前回と全く同じ得点を取っていても，図2に示すように下位検査の評価点が高くなり，したがってIQも高くなる。VIQ＝103，PIQ＝108である。この場合，WAISであればIQは変動するが，下位検査の評価指標は同一であるから，評価点を比較すれば実際に改善したのか低下したのかわかる。しかしWAIS－Rでは，下位検査の評価点を表す尺度そのものが異なるのであるから，比較することができず，標準化した尺度では比較する方法がない。したがって，WAIS－Rでは再検して成績が変動した場合，どのくらい変動したか定量化できないという致命的な欠陥がある。標準化した尺度で比較できないのでは，苦労して負担がかかる知能検査を施行する甲斐がないから，あらかじめ再検することが予想される患者には，WAIS－RではなくWAISを施行した方が良い。病院臨床では，どの患者も再検する可能性があるからWAISが適しているのである。

　知能検査に関するこのような見解の相違がなぜ生じるかと言えば，それは作者が知能検査を作製する際に適用を考える対象や，施行するフィールドの違いから生じる知能検査に対する理念や施行目的の相違によるものであろう。WAIS－Rを作製した際にサンプルとなった被検者には，知的障害者が各年齢層ごとに一人ずつしか含まれていないとのことであるから，この検査は健常者を対象として作られたと考えてよく，またその適用は病院臨床を重視したものではなかった。

　WAIS－Rはこのように，WAISの下位検査の中の不適切な設問や時代遅れの設問を現代にマッチしたものに取り替えたり，標準化し直しただけでなく，IQに対する基本的な考え方に変更があり，適用が異なる。したがってWAIS－RはWAISの改訂版であるというより，WAISとは別個の知能検査であると考えた方が誤解を招かない。高齢者ではWAISを施行した時と比較すると，一般に高得点が得られることになる。「WAIS－Rは高齢者に甘くなった」との感想をしばしば

4．高次脳機能診断に必要な検査　61

聞くが，甘くなったというよりIQの意義そのものが異なるのである。高齢者のIQは，高齢者層の中での偏差値に変更されたため，同一得点でもWAISよりIQが高く算出されるのは当然のことである。実際，痴呆と診断された患者のTIQが90以上，すなわち健常範囲に算出されることも珍しくはなく，ここまで現実の症状との乖離が大きいと，知的レベルを表す指標としてどれほどの価値があるのかと疑問に思う。

　WAISとWAIS−Rにはこのような基本的な違いがあることさえ理解されないまま，WAIS−Rが多くのユーザーに使用され続けていることは大変残念なことである。

　WAISのマニュアルの末尾に基準評価点の算出表がついている。基準評価点とは人生で最も能力の高い時期（25歳〜34歳）における評価点であるが，この評価点はWAISの評価点とは比較できない点に注意を要する。筆者は，WAIS−Rが市販された当初，苦肉の策として，患

| WAIS-R下位検査の結果 | | | | | | | | |
|---|---|---|---|---|---|---|---|---|
| 言語性検査 | | 69才 | 70才基準 | | 動作性検査 | | 69才 | 70才基準 |
| | 粗点 | 評価点(1-20) | 評価点(1-20) | | | 粗点 | 評価点(1-20) | 評価点(1-20) |
| 1　知識 | (13) | (10) | (10) | 2　絵画完成 | | (10) | (10) | (11) |
| 3　数唱 | (12) | (10) | (11) | 4　絵画配列 | | (11) | (10) | (12) |
| 5　単語 | (31) | (10) | (11) | 6　積木模様 | | (30) | (10) | (11) |
| 7　算数 | (10) | (10) | (11) | 8　組合せ | | (28) | (10) | (11) |
| 9　理解 | (16) | (10) | (10) | 10　符号 | | (40) | (10) | (12) |
| 11　類似 | (11) | (10) | (10) | | | ( ) | ( ) | ( ) |
| 言語性評価点合計 VSS( 60 )　69才 VIQ( 100 ) | | | | 動作性評価点合計 PSS( 60 )　69才 PIQ( 100 ) | | | | |
| 言語性基準評価点合計 ( 63 )　70才 VIQ'( 103 ) | | | | 動作性基準評価点合計 ( 57 )　70才 PIQ'( 108 ) | | | | |
| 全検査評価合計 ( ) TIQ ( ) | | | | | | | | |
| 全検査基準評価点合計 ( ) TIQ' ( ) | | | | | | | | |

図2

者の年齢層の評価点およびこの評価点から算出したIQと，規準評価点および規準評価点から算出したIQを併記して比較できるような記録用紙を作製し，使用していた（図2）。高齢者に施行する際，これでいくらかでも誤解を回避できるかもしれないと期待したからである。しかし，WAISとWAIS-RのIQの意義の相違やこの表の意義を，これを読む医師達に伝達することは困難である上，WAIS-Rを選択することによるメリットも少ないので，最近ではWAIS-Rの使用自体を止め，またWAISを施行している。IQの算出方法という知能検査の基本的な理念の相違から見れば，標準化の古さは大した問題ではない。ユーザーが適用を考えて選択するしかないであろう。

　現在，WAISの記録用紙は市販されているが，器具はもう市販されていない。WAIS-Rに切り換えて，WAISを使用していない施設から譲り受けるなどの方法で入手するしかない。

b．適用対象・知能レベル

　WAISではIQ60以下の知能指数は算出できなかったが，WAIS-RではIQ45まで算出できるようになった。これは，ある意味では改良点であるが，未解決の問題がある。体験してみればすぐわかるが，課題の特性から見て，本来64歳までの健常者を対象として作製されたこの検査を，そのように重い知的障害者に施行することは好ましいことではない。患者の負担が大きいばかりではなく，例えIQが算出されたとしても，それがどれほどの意義があるのか疑問に思う。知能低下が重いと判断した被検者には，速やかに鈴木Binet式知能検査など，より適切な検査に切り換えることが望ましい。

c．適用対象・年齢層

　WAISでは64歳までしか対象とされておらず，高齢者の測定が不備

であった。WAIS-Rでは74歳までに拡大され，この点も改良されたかに見える。しかし，高齢者を適用範疇に入れたのであれば，高齢者にも適した課題や器具と施行方法の改良を考えるべきである。WAIS-Rで高齢者が急激に成績が低下する（同じ得点であれば，若年者と比較して高齢者でははるかに高いIQが算出される）のは，課題の特性に大いに関係があると筆者は常々考えている。この点については次項で述べる。

　知能診断を要する対象者に高齢者が増加した昨今では，課題や器具を改良した上で，欲を言えば，もう10年高い84歳まで適用できることが期待される。


d．視覚，聴覚，運動障害者に対する配慮に欠けること

　これらについて全く改善されなかったのは，WAISもWAIS-Rも健常者を対象として作製されたものだからであろう。しかし現実には，健常者は通常知能診断を必要としない。知能診断を要する対象者の多くは高齢者であったり，病者である。したがって視覚，聴覚などの感覚障害や運動障害を有する者が多いにもかかわらず，WAISもWAIS-Rもこの点が配慮されていない。

　例えば，絵画完成や絵画配列は小さすぎて，高齢者や病者には見え難い。また，時間制限があったり，課題の遂行が速いほど高得点が取れる課題が多いことも，彼らには不利である。絵が見えずに課題遂行ができなかったり，少し時間が余計にかかることによりIQが大幅に左右されるWAISやWAIS-Rは，改善の余地が大いにあると筆者は考えている。


e．長時間を要すること

　この点に関して改良されなかったことも，4と5で述べたように，おそらくWAIS-Rの作者が病院臨床の経験がないか，あるいは病院で

使用されることを重視せずに作製したからであろうと考えられる。病者が対象となる病院臨床では被検者は疲れやすいため，できるだけ負担が軽いことが重要な条件である。しかし，知能を多面的に測定することを重視するWechsler式知能検査では，病院臨床での期待とは反対の方向へ向かっている。ＷＡＩＳでも２時間近く要したが，２，３年後に国内で発売されることが予定されている現在翻訳中のＷＡＩＳ－Ⅲ－Ｒでは，さらに課題をふやすとのことであるから，ますます病院臨床では使い難くなるであろう。

　Wechsler式知能検査の施行にあまり時間がかかるので，簡便な知能検査の作製を試みる臨床家もいる。しかし，標準検査である知能検査を施行することの意義は，ある個人の知能が平均からどの位偏っているかを知ることである。標準化実験を行なって標準化するが，その際の被験者数は多いほど信頼性が高い。鈴木 Binet式知能検査は標準化実験を11,546人のサンプルで行い，標準化して作製した後，20数年にわたり被検者16,000人有余につき，精密な個別的測定によって実験検証を継続し，統計的精査を経ている（鈴木，1966）と言う。とても個人が片手間で，これに匹敵する知能検査など作れるものではない。このような，知能テストの作製に対する初期の頃の良心的かつ情熱的な姿勢が，時代を越えて実用性を保ち，使用され続けている所以である。人間の基本的な能力は時が経過してもそれほど変わるわけではない。文化的な影響を受けやすい課題について，ユーザーが配慮すればすむことである。

　知能検査を選択する場合は，まずマニュアルを良く読んで，その検査がいかなる方法で作製されているか，すなわち，母集団の構成をよく反映するようなサンプリングによって被験者が選ばれているか，どのくらいの人数で実験したか，統計的処理はいかになされているかなどについて理解し，比較検討して選ぶべきである。必ずしも新しい知能検査が良いとは限らない。

　ＷＡＩＳ－Ｒでは所要時間を節約する一つの手段として，11種類ある

下位検査の一部（3種類か4種類）を施行して，推定IQを算出するという短縮法がある（三沢 1993）。さらに時間を短縮したい場合にはIQを算出するのは諦めて，患者にとって最も必要と思われる下位検査から時間の許すかぎり施行するなどの方法がある。Wechsler式知能検査では個々の下位検査も標準化されているので，独立した検査として扱うことができるからである。

④ Raven's Progressive Matrices （RPM）
　　　　　　　作者　Raven, J.C., Court, J.H. and Raven, J.
　　　　　　　1956年（初版），1979年（最新版）
　Raven's Coloured Progressive Matrices(RCPM, 1938), Raven's Standard Progressive Matrices(RSPM, 1941), Raven's Advanced Progressive Matrices (RAPM, 1947) の3部と，The Mill Hill Vocabulary Scaleから成る。英語で書かれているので，Vocabulary Scaleは施行できない。また，文化的背景が異なるので，単に翻訳しただけでは使用できない。

　これに対して，Progressive Matricesは図形を見てpointingするだけで施行でき，世界共通の基準で採点できる。

　Progressive Matricesの課題は幾何学図形(meaningless figures)の一部分が欠けているか，あるいは4個ないし9個の図形のうち1個分が欠落しており，その空白にどの図形をあてはめたら良いかを周囲の図形との関連から推論し，matching(pointing)により指摘させるものである。選択肢は6個ないし9個の図形で，同じページの下半分に描かれている（図3）。

　Coloured Progressive Matrices は老人や幼児，精神発達遅滞者などを対象とした易しい課題，Standard Progressive Matrices は一般向きである。Advanced Progressive Matrices はより難しく，通常の臨床では使用しない。

図3

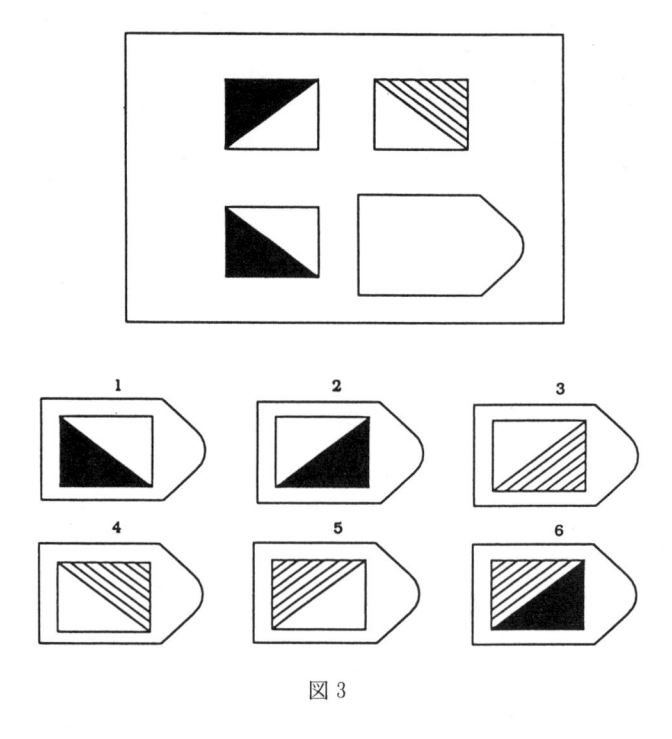

採点は，各項目の粗点を合計して合計点を算出し，合計点からパーセンタイルに換算して知能を5段階に分類する。Coloured Progressive Matricesも Standard Progressive Matricesも項目が進行するにつれて課題が難しくなるよう構成されているため，各セットの正解数が合計得点に占める割合は次第に低くなるはずである。これらの一般的に期待される値と被検者の成績のズレがあまりに大きければ，不注意，まぐれ，能力の偏りなどの要因を考慮しなければならない。合計点に対応した各セットの期待得点が手引きに記入されているので，その値と比較検討した上で信頼性を考慮し，年齢群ごとに判定する。

作者は，Progressive Matricesのスケールは"tests of observation and clear thinking"であり，各課題は "a system of thought" の

"mother" or "source" であるとしている。現在ある知覚および思考力（"present ability to perceive and think clearly"）を測定しているのであり，言語能力とは関係がない。作者自身が「これは general test ではない」と述べているので，このテストをこのままで知能検査とみなすことは作者の意にそぐわない。しかし，「その目的のためならば Mill Hill Vocabulary Testを併用すれば，再生能力の指標となるだろう」と述べており，知能の非言語的な側面を測定していることに相違はない。

　正しい図形を指摘（matching）できれば施行でき，時間制限もないので，図形が見えて何らかの方法で Yes or No の意思表示が可能であれば施行できる。Wechsler式知能検査や Binet式知能検査を施行できないほど重度の言語障害や運動障害がある患者，あるいはその両方に障害がある患者に施行できる数少ない貴重な検査である。

　欧米では非常に利用頻度が高く，神経心理学的検査として医学論文にしばしば登場する。わが国の心理学の世界ではほとんど知られていないが，国内のテスト販売店で購入できる。

　なお，Raven's Coloured Progressive Matricesについては，1993年に日本版のマニュアルと記録用紙が日本文化科学社から発売されている。

⑤ Mini-Mental State Examination（MMSE）
　orientation(1)(2)(3)　記憶(5)(6)(7)　失行(8)(9)　暗算(4)　作文(10)　構成（図形模写）(11)と，代表的な高次脳機能の課題を幅広く網羅している痴呆のスクリーニングテストで，最近よく使用されている。とくに知能検査を併用せずに，スクリーニングテストだけで済ます場合には適している。

　以下の11題の課題から成る。
(1) 時の orientation（今日は何年，季節，何曜日，何月何日）
(2) 地誌的 orientation（ここは何県，何市，何病院，何階，何地方）

(3) 相互に無関係な物品名3個を聴刺激として全部再生できるまで繰り返す（6回まで）。何回繰り返しかを記す。
(4) 暗算 100から7を順に5回引かせる（セブンシリーズ）または「フジノヤマ」を逆唱させる。
(5) 遅延再生　(3)で提示した物品名を再度再生させる。
(6) 時計と鉛筆を見せて呼称させる。
(7) 短文を再生させる。「みんなで力を合わせて綱を引きます」
(8) 3段階の命令を口頭で提示して，そのとおり行わせる。
　「右手にこの紙を持ってください」「それを半分に折り畳んでください」「机の上に置いてください」
(9) 文章を読んで，その指示に従って行為させる。
(10) 何でもよいので文章（短文）を書かせる。
(11) 幾何学図形（五角形を二つ重ねた図形）を模写させる。

（30点満点）

⑥改定　長谷川式簡易知能評価スケール（HDS-R）
　9種類の課題からなる簡便なスクリーニングテストである。厚生労働省が老人介護保健等の認定用に指定しているため，数ある痴呆スクリーニングテストの中で最も普及している。
　多くの知能検査や痴呆のスクリーニングテストと同様，この検査も主たる課題の原案はBinet testにある。現在の年月日と曜日を言わせる課題，暗算，数列の逆唱，聴覚的言語の再生，自発語をできるだけ多く言わせる課題がそうである。旧版には，痴呆患者の最も重要な症状である近時記憶(recent memory)を測定する課題が含まれていなかったため改定され，3種類の単語（さくら，猫，電車 or 梅，犬，自動車）の遅延再生(delayed memory)課題が追加され，実用的価値が増した。
　最大の欠点は，野菜の名を言わせる課題で，1～5個までを0点，6～10個までを各1点ずつ加算して採点するものである。この課題は男性

より女性が，また職業では農業に携わる人が有利であるが，このように性や職業により不公平が生じる課題はできるだけ避けたほうがよい。S-Binet testでは同種の課題に，鳥の名，果物の名，獣の名を各30秒間に5個ずつ言わせる課題（ＭＡ10歳級）があるが，この方が良問である。また30点満点中，野菜の名を言わせる課題に5点も配点されていることは痴呆を鑑別する上で，野菜の名を多く知っていることがどれほど重要かという観点から見ても，偏りがありすぎると筆者は考えている。

30点中20点以下を痴呆とした場合に最も高い弁別力があるとされ，重症度別の平均点は以下のとおりであり，各群間に有意差（$p<0.05$）がある。

  非痴呆　　　24.27±3.91
  軽　度　　　19.10±5.04
  中程度　　　15.43±3.68
  やや高度　　10.73±5.40
  非常に高度　 4.04±2.62

なお，本スケールはあくまで痴呆のスクリーニングテストであり，これのみで知能診断や高次脳機能診断，あるいは財産管理能力の有無を診断するのは無理である。痴呆の診断もS-Binet testと併用することが望ましい。

### 2）記憶の検査

記憶障害の中では，近時記憶（記銘力）の障害がもっとも出現頻度が高く，実生活上も支障が大きい。したがって，臨床の場ではこの近時記憶障害の有無，あるいはその重症度を知ることが大切である。しかしわが国では，この近時記憶を測定できる標準化された検査はほとんどないに等しい状態が最近まで続いていた（長谷川式痴呆検査の改訂版には記銘力検査が取り入れられた）。近年ＡＶＬＴが急速に普及しつつあるのは，健常者向きの記憶の検査がとくに乏しかったからである。Benton視

覚記銘力検査は「記銘力検査」と命名されているが，実際には即時記憶を測定する検査である。最近開発されたＭＭＳ言語記憶検査(Meaningful and Meaningless Syllable Memory Test)も同じである。東大脳研式記銘力検査は記銘力検査なのか即時記憶（短期記憶）の検査なのか，筆者にはよくわからない（東大脳研査式記銘力検査の項を参照のこと）。ＷＡＩＳやＷＡＩＳ−Ｒにも即時記憶と遠隔記憶の課題しか含まれていない。

　記憶の検査は難易度の異なる3種類を用意する。レベルが高い成人用にはＡＶＬＴを，軽度の記憶障害があることが予想される場合は鈴木ビネーテストの43問と44問を行う。43問と44問が困難である場合は，患者の重症度に応じて3個ないし4個の事物あるいは絵カードを用いて検査する。刺激をインプットした後に注意を他に移し，その後に先の刺激をまだ覚えているかどうかを問えば記銘力検査となり，刺激を隠した直後に何を隠したか問えば即時記憶の検査となる。長谷川式痴呆検査の改訂版では検者が単語を言って聞かせ，他の課題を施行して後に再度想起させる課題が導入されているので，この検査を施行してもよい。施行法は再生法と再認法があるが，一般的には口頭で答えさせたり，絵に描かせるなど再生させることが多い。ただし，失語や運動障害がある場合には選択肢から選ばせるマッチング法（再認法）も利用するとよい。刺激として用いる事物は周囲の環境から予想できないように，ポケットにある物や卓上に置いてある物ではなく，その場とは関連がない物品や絵カードを用意しておくことが望ましい。

　さらに視覚記憶，聴覚記憶の様式別に検討したければ，言語化できない図形と視覚イメージに転換できない言語刺激を用意し，即時記憶，近時記憶，遠隔記憶，さらにエピソード記憶，意味記憶など，何を検査しているのか考えながら，できるだけ多面的に検索することが望ましい。自分で作成した検査を使用する際には，どういう方法で施行したか条件を明らかにすることが大切である。例えば，何の刺激をどのくらいの時

間どのような方法で提示したのか，実物であるか，絵カードであるか，また前もって覚えるように指示したかしなかったのかなどをカルテに明記し，第三者に患者の症状が客観的にわかるように示すことが大切である。

①S-Binet testの43問，44問およびそのdelayed recall
　筆者は，主訴が記憶障害であったり記憶障害があることがわかっている患者には，まず簡単な記憶検査をしてから知能検査を行う。通常，とくに重症でない記憶障害の訴えがある場合には，記銘力検査のスクリーニングテストとして，鈴木 Binet式知能検査の中の43問と44問（MA10歳級の記憶の課題，図4a，b）を施行した後，他の課題を約10分施行して注意を他に移してから再度同じ刺激を想起させ，再生させている。筆者の経験からすると，鈴木 Binet式知能検査で精神年齢10歳の合格基準をクリアーでき，かつ10分後にも刺激が再生できる程度の記銘力が保たれていれば，一人で生活しても問題はないと見なして良いようである。
　43問は，15文節の文章を書いたカードを音読させ，読みおわった直後にカードを隠し，どんな事が書いてあったか内容を言わせるものである。この課題では前もって，後で質問するとは教示せず，ただ「これをわかるように声を出して私に読んで聞かせてください」と言う。もし聴覚的な記憶を再建したければ，これと同じぐらいの難易度の文章を幾つか用意しておくとよい。
　44問は，二つの図形を描いたカードを10秒間提示して隠した後，描かせて再生させる課題である。教示は「この紙には二つの図形が描いてあります。私は今あなたにこれを10秒間見せてすぐ隠します。あなたは見た図形を覚えておいてそれを描いてください」と言う。この課題では一つの図形が完全に，他方を不完全に描いた場合，すなわち 1.5/2.0の正解で精神年齢10歳の基準をクリアーできる。これも他の課題を施行して後，再度描かせると視覚的な記銘力検査となる。

昨夜　十時頃　東京都の　浅草に　火事があった。一時間ばかりで　消えたが　十七軒焼けてしまった。二階に　よく眠っていた　一人の女の子を　助けようとして　一人の消防夫が　顔に　火傷をしました

図4 a

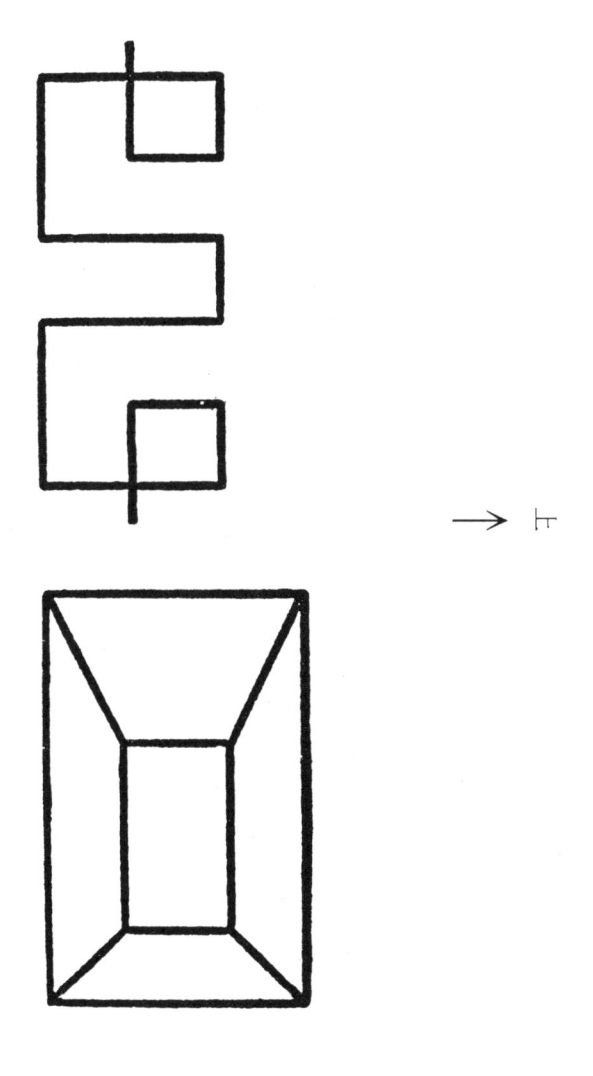

4．高次脳機能診断に必要な検査　73

→ 上

図4 b

筆者はこのように，できるだけ既存の心理検査を施行したり，応用して利用するようにしているが，その理由は，それらが標準化してあるためである。

② Rey's Auditory Verbal Learnig Test （RAVLT）
　名前から Reyの原案を翻訳したものと思われるが，作成年も翻訳者も不明である。マニュアルもないまま広く使用され，学会や論文にも発表されているが，標準化はされていない。経験的に評価されていると思われるが，健常者に使いやすい聴覚的言語記憶の検査が他に無かったため，短期間のうちに普及した。
　施行法は，15個の単語（リストA）を約2秒に1個のペースで口頭で提示する。提示し終わったら，「どんな順番でも良いですから，覚えている単語を全部言ってください」と教示する。その後，再度同リストAを口頭で提示し，覚えられた単語を口頭で再生してもらう。これを5回繰り返し，各回ごとに被験者の答を書き留める。5回終了したら，同じ方法で異なる種類の15個の単語（リストB）を口頭で提示し，再度覚えている単語を再生してもらう。その後リストAの提示なしに，再度リストAの単語を再生（遅延再生）してもらう。その後に再認リストを提示して，リストAの単語に丸をつけてもらい，検査は終了する。
　採点は各回ごとに正解数を小計し，これを合計する。評価は正解の総数から記憶能力を評価するほか，5回の学習経過を比較して学習効果について検討を行う。また再生と再認の比較，妨害（リストB）により妨害されやすいかどうか等の検討も行う。

③ Rey's Complex Figure Test （RCFT）
　図形の模写と記憶再生をさせる検査である。知覚体制化と視覚性記憶を調べる検査としてRey（1941）が開発したもの（図5a）であるが，Osterrieth（1944） が模写の誤りを数量化して標準化したため，Rey-

Osterrieth Complex Figure Testとも言われる（Lezak, 1995）。Osterriethは4歳から15歳までの子供230人と60人の成人の模写のデータを分析し，誤りの重症度を数量的に表現しようとしたものである。また，Taylor, L.B(1969)はこれを少し変化させた図形を再検査用に作製している（図5b）。図形の各箇所に番号が付してあり，図形のどこを誤ると得点が何点であるかわかるようになっている。

　記憶再生させる場合は，後で描かせることを教示しないで提示する。遅延時間は研究者によりさまざまであるが，Osterreithが3分後の成人の結果をパーセンタイルで示しているので(Osterrieth, 1944)，標準的には3分後の再生が採用されている(Lezak, 1995)。ただし，図形が難しいので重度の記憶障害者には適用しない。

④ Wechsler Memory Scale-Revised（作者：David Wechsler　1987年）
　色々な記憶の種類の検査が入っている。想起させる方法は再生が多いが，再認もある。20から1まで逆に数えさせる課題や数唱問題，図形を記憶させる課題など知能検査に含まれている課題もあり，対語検査のように類似の検査が古くから国内で施行されている課題もある。
　Logical Memoryは検者が25文節から成る文章を読み上げて後，内容をすべて言わせる課題，Verbal Paired Association は8対の単語の対を聞いた後，片方の単語を聞いて対語を言わせる課題である。Verbal Visual Paired Associationは形と色が対になっているカードを見せ，隠した後，形を見て対の色が何色であったかを想起させる課題である。図形の再生は4種類の図形を10秒間提示し，隠した後に想起して描かせる課題である。ただし，この課題のモデルとして使われている4種類の図形は，具体的な事物（たとえば旗など）を連想させやすい図形であるため，視覚記憶を測定しているのか言語記憶を測定しているのかわからないとの批判がある。
　上記の4課題については，刺激提示直後に想起（即時記憶）させてか

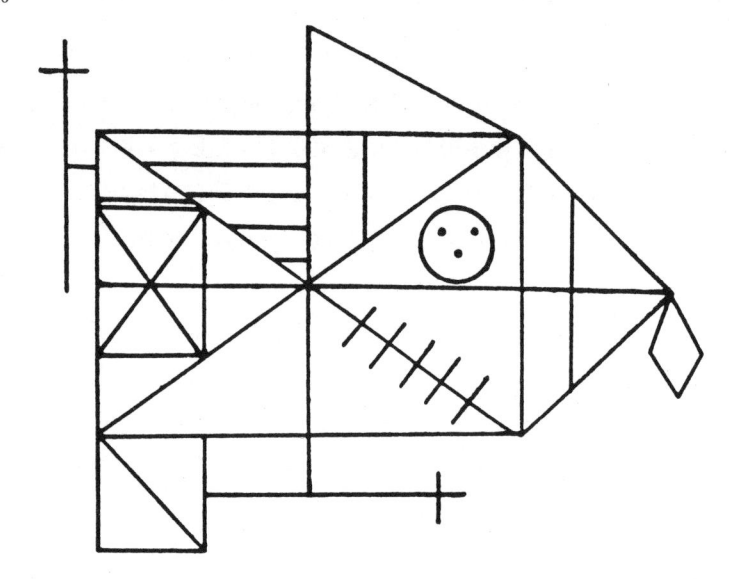

図 5 a

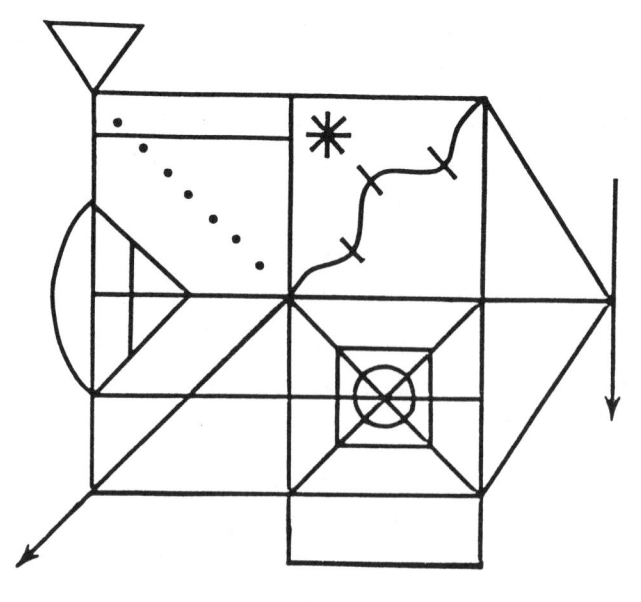

図 5 b

ら他の課題をいくつか施行して後,再度施行し,注意を他に向けさせた後の記憶(近時記憶,記銘力)を検査している。

珍しい課題としては,動作の記憶を測定するタッピング課題がある。カードに小さい正方形が8個散らして描かれており(赤いのと緑のとカードが2枚ある,図6),これらの正方形の上を指でタッピングするが,その際,順序が決められており,検者がモデルを示した直後に同じ順序でタッピングさせるものである。

2001年,杉下守弘により翻訳され,日本文化社から日本版が出版された。

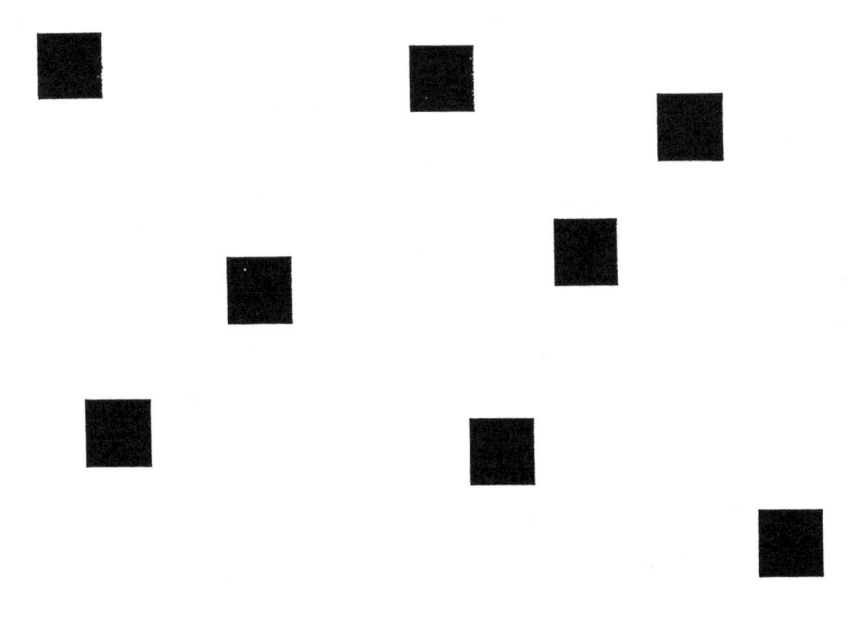

図6

⑤東大脳研式記銘力検査（三宅式記銘力検査）

　　　　　　　　　　　　　　原作者：Ranschenberg, P. 1923年

　聴覚性言語の記憶検査である。古い検査であるが，現在も健在である。Ranschenberg, P.の対語法を三宅，内田らが日本語化したものであるという。

　有関係対語とは，例えば，医者－病人，勉強－試験などのように関連性がある対語であり，無関係対語とは，柳－電話，谷－鏡などのような意味が無関連の対語を言う。

　施行法は，有関係対語10対を読み聞かせた直後に，対語の片方を検者が言い，他方を被検者に答えさせ，これを3回繰り返し，その都度，直後に想起できるだけ対語を再生させて記録する。さらに，無関係対語10対についても同じことを繰り返す。

　本検査は記憶の検査として問題がないわけではない。まず，有関係対語は正確に記憶していなくとも推測で正解に至る可能性があり，純粋な記憶テストではないこと。マニュアルを読むと，こちらは練習用である。しかし，本題の無関係対語10対を覚えさせる課題は，記憶検査を受ける必要性のある被検者（病者）にとって難しすぎることである。また，無関係であることを前提にして作られた対，例えば，柳－電話が個人的な体験により，実は有関係対語となっている場合もある。

　マニュアルはテスト用紙を買うとついてくるB4紙1枚の説明書である。この説明書から推定する限り，予備実験によって刺激語の難易度を均一にしたり，結果を標準化するなど，きちんとした手続きにより作製された検査ではなさそうである。

　健常者の平均成績として，

|  | 1回目 | 2回目 | 3回目 |
|---|---|---|---|
| 有関係対語関係 | 8.5 | 9.8 | 10.0 |
| 無関係対語関係 | 4.5 | 7.6 | 8.5 |

となっているが，この結果を得たサンプルの年齢層について説明がない

のは不備である。記憶は年齢層により大幅な能力差があるから，このような好成績を得たのは，本テストの作製当時の大学生か青年医師を標準化実験の被験者に選んだからではないだろうか。いずれにしても，この成績は臨床の場では参考にならない。

　このテストでは，10対の刺激をゆっくり音読すると約30秒かかる。また，10対の刺激は一つのユニットとして覚えるには長すぎるので，3群位に分けて覚えるとすれば，2群目を覚えている間は1群から注意はそれている。即時記憶障害があれば当然のことであるが，即時記憶障害がなく近時記憶（記銘力）の障害がある場合も，この検査では成績が低下することが多いが，どちらの記憶を測定しているかは，課題を読み上げる速度や被検者の記憶能力によっても左右されるのではないかと筆者は考えている。記憶研究の専門家のご意見をお聞きしたいところである。

　とはいえ，この検査がこのように普及してきた理由は，他にこれに代わる使いやすい聴覚性の記憶検査がなかったためであろうと考えられる。記憶検査としてよく利用され，経験的に判定されている。原案の他に幾つか種類があるが，誰がいつ作製したのか不明である。

⑥ＭＭＳ言語記憶検査（Meaningful and Meaningless Syllable Memory Test,有意味，無意味綴り言語記憶検査）

　　　　　　　　　　　　　　　　作者：池田叔夫　1990年　名教書

　視覚性，言語性の即時記憶（短期記憶）の検査である。有意味綴りと無意味綴りの片仮名2文字を記した各5枚ずつのカード，計10枚から成る6組の記憶カードで構成されている。ＡからＦまでの6組のうち，任意の1組を使う。6組のカードは難易度が統一されているので，再検する時に別の組を利用すれば，日数を置かずに繰り返し施行することができる。

　まず，有意味カードを1枚4秒間ずつ順次5枚提示して，無言で覚えさせる。カードを隠した後，順不同，口頭で再生させる。カードをよく

切って順序を毎回変えながら，同じことを5回繰り返し，再生された内容を記録用紙に記録する．次に，無意味綴りカードで同じことを繰り返す．

あまり知られていないが，短時間で測定でき，患者の負担が少なくてすむ良い検査である．簡便な即時記憶の検査としてもっと普及して良いと思う．

⑦ Benton 視覚記銘力検査（Benton Visual Retention Test）

作者：Benton, A. 1945年

アイオワ大学の Benton, A の作製による10枚の図版の記憶と描画テスト．初版は1945年，改訂が1955年，日本版は1963年に出版された．1枚の図版の中に図形1個または大小3個が描いてある．これを1枚ずつ見せて隠した後，モデルと同じサイズの記録用紙に，モデル図形を同サイズ，同位置に描いて再生させる．

施行法は以下の4種類であり，A，B，C，Dのいずれかの方法で施行する．

（A）モデル図形を10秒間提示した後に隠し，直後に想起して描かせる．

（B）モデル図形を5秒間提示した後に隠し，直後に想起して描かせる．

（C）モデル図形を提示したまま，見ながら描かせる．

（D）モデル図形を10秒間提示して後，図版を隠し，15秒後に想起して描かせる．

図形の種類は形式Ⅰ，Ⅱ，Ⅲの3組あり，これらはいずれも難易度が等しくなるように選ばれているため，繰り返し検査を施行する必要がある場合は，異なる形式の図版を用いることにより学習効果を減少させることができる．

採点方法は，誤りが1つもないカードの数を「正確数」とし，省略，

歪み，保続，回転，置き違い，大きさの誤り，の数を規定に従って算出して小計し，「誤謬数」とする。年齢をふまえて，視覚認知，視覚記銘力，視覚運動機能を分析し，知能程度，大脳損傷の程度，部位などとの関連も検討できるとされている。

すでに述べたとおり，本検査は記銘力検査と命名されているが，実際は即時あるいは短期記憶の検査である。記憶の研究は日進月歩であるため，作製されてから年代が経っている記憶の検査は用語の定義や分類が現在と異なるためである。記憶の研究は現在もなお進行形であり，今後も修正される可能性がある。

また，視覚性の記憶検査として作製されたが，刺激として用いられている幾何学図形の多くは言語的に表現できる。したがって，たとえば「大きい丸と三角，右上に小さい四角」などのように，言語で記憶した可能性があり，必ずしも視覚性記憶を測定しているかどうか疑問がある。この点に注意して施行しなくてはならないことは，図形を初め視覚刺激を用いた全ての記憶検査に共通して言えることである。

⑧ Riveised Tower (R-Tower) of Toronto Test

Procedural learning(or memory, 手続き記憶) の能力，およびその学習効果を測定する。原盤はベトナムのハノイに何千年も前から伝わるゲームである。玩具として市販されているが，3本のポールと大きさが少しずつ異なるドーナツ型の円板約10枚から構成されている。近年，手続き記憶の座が脳の基底核にある可能性が示唆されたため，基底核の障害であるパーキンソン病患者（PD）が注目され，手続き記憶に関する多くの神経心理学的研究がPDを対象として施行されている。

ここで紹介するのは Saint-Cyrら(1988)の研究の追試である。使用した器具は，彼らの Tower of Toronto Testのそれに倣い，4枚の円板は大きさを変える代わりに色を変えたものを作製した（図7a）。なるべく言語的な記憶を必要としないですむよう施行法は少し修正し，スター

トを中央として，左右のどちらのポールへ移動しても良いこととした。中央のポールに挿して積んである3枚または4枚の円板を1回に1枚ずつ動かして，右か左のポールに初めと同じ順序に挿して積み上げることがゴールである。ただし移動に際しても，<u>明るい色の円板はより暗い色の円板の上に置く</u>，という条件を常に守らなければならない（明るい順：白＞黄＞赤＞黒）。課題を後述の如く計13（3＋5×2）回繰り返し行うことにより，各回の成績とその学習効果を調べる。

＜施行法＞

まず，白を除いた3枚の円板で3回繰り返して練習させ，施行法を十分理解させてから，4枚の円板で10回施行する。円板4枚で5回施行が終了したところで約20分間休憩とし，この間にＷＣＳＴ，ＷＡＩＳ，ＳＣＴ（Sentence Completion Test）など他の心理テストを施行する。これは注意を本課題から他の課題に移して集中させ，それまで練習したTower の課題を想起するのを妨害するためである。休憩後，残りの5回の施行を続行する。

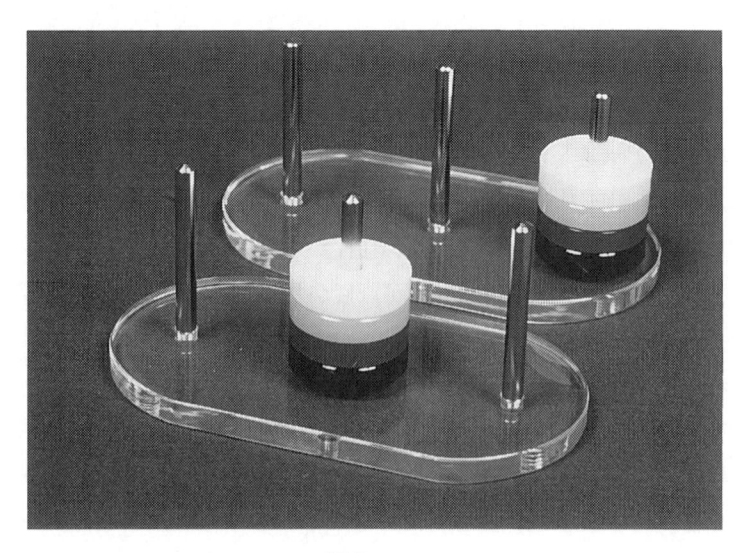

図7 a

円板3枚で3回施行を繰り返しても施行法が理解できない時，1枚のプレートを動かすのに5分以上の時間を要する時，本人が断念した時は4枚の円板での施行は行わない。円板4枚の施行においても同様の場合は中止とし，その旨を記述する。

終了後，「このテストがうまくできるために最も重要なコツは何だと思いますか」と質問し，回答を要約して記述する。

目的達成までの手数と所要時間を記録用紙（図7b）に記入し，手数や所要時間の長さ，バラツキの他，学習効果があるかないかを検討する。

この検査はまだ研究用であり，臨床で検査として使用するには成績の安定性に欠けるなどの問題がある。

＜教示と採点法＞

最初の教示は，「ここに色の違う3枚の円板があります。この円板を1枚ずつ他のポールに動かして，3枚全部を初めと同じ順序で右か左のポールに移して下さい。」と言う。そして一番上の黄色い円板を右か左のポールに移し，その上に赤い円板を重ねて見せ，「これは間違いですね。どうしてですか？」と問う。もしわからなければ，下の方が明るい色だからであると理由を教える。教示やデモンストレーションは患者の理解度に合わせて納得できるまで行う。十分理解できたところで3回繰り返し施行し，各回ごとに目的達成に要した「手」の数と所要時間を記録する。また施行開始後，誤って円板を挿した時には，「違います」と指摘し，元に戻させる。その理由が理解できない時には，円板3枚の時にのみ説明するが，その旨を観察事項欄に記述する。誤り「手」の数も記録する。

次に，中央のポールに挿した3枚の円板の上に白い円板を載せ，「今度はこれでやって下さい」と言う。円板4枚の時は，誤りを指摘した後，誤り数の欄に「誤り手」の数を記入するが，理由は教えない。どうしても理由がわからなければ中止し，その旨を記述する。ポールに一度挿した円板を，手を離さないまま他のポールに挿し直した時は「1手」に数

患者用

施行日　・　・

氏名　　　　　　　　（男・女）　生年月日　　　　　　　　　年齢　　歳
外来カルテ番号　　　　　　　　疾患名
(外来・入院)担当医　　　　　　Yahr grade
学歴　　　　　　　　　　　　　職業(歴)〔仕事内容も詳しく〕


プレート3枚の場合　目的達成に要した手数　誤り数　　　　所要時間
　1回目　　　　　　　　　　　　手　　　　　　手　　　　分　　秒
　2回目　　　　　　　　　　　　手　　　　　　手　　　　分　　秒
　3回目　　　　　　　　　　　　手　　　　　　手　　　　分　　秒
観察事項


プレート4枚の場合　目的達成に要した手数　誤り数　　　　所要時間
　1回目　　　　　　　　　　　　手　　　　　　手　　　　分　　秒
　2回目　　　　　　　　　　　　手　　　　　　手　　　　分　　秒
　3回目　　　　　　　　　　　　手　　　　　　手　　　　分　　秒
　4回目　　　　　　　　　　　　手　　　　　　手　　　　分　　秒
　5回目　　　　　　　　　　　　手　　　　　　手　　　　分　　秒
　　　　　　　　　休憩(WCST, WAIS or SCT)
　6回目　　　　　　　　　　　　手　　　　　　手　　　　分　　秒
　7回目　　　　　　　　　　　　手　　　　　　手　　　　分　　秒
　8回目　　　　　　　　　　　　手　　　　　　手　　　　分　　秒
　9回目　　　　　　　　　　　　手　　　　　　手　　　　分　　秒
　10回目　　　　　　　　　　　 手　　　　　　手　　　　分　　秒
質問「この問題を解くために最も重要なコツは何だと思いますか？」
回答


観察事項


WAISの結果　VIQ(　) 　PIQ(　)　 TIQ(　)
WCSTの結果
　　　　　　　所要時間(　　　)
　　R-Milner法　CA(　)　P1(　)　P2(　)　OE(　)　NE(　)　TrE(　)
　　　　　　　所要時間(　　　)
　　R-Nelson法　CA(　)　P1(　)　P2(　)　OE(　)　　　　　TrE(　)


図7b　The Revised Tower of Tronto Test

え，元に戻した時は「手」数に数えない。

### R-Tower of Toronto Test を用いた研究

以下に，本テストを使用したパーキンソン病の認知障害に関する筆者らの研究の一部を紹介する。

〔パーキンソン病の手続き記憶障害〕

Mishkin ら(1984)が動物の線条体が習慣的な行動の形成に重要であることを指摘して以来，線条体が侵される疾患であるパーキンソン病を対象として，手続き記憶障害の有無に関する数多くの研究が報告されてきた。Saint-Cyrら(1988)はTower of Hanoiを改良したTower of Toronto Test を使用した研究で，パーキンソン病に手続き記憶の障害があることを指摘した。本研究は，彼らが用いたTower of Toronto Test と類似の方法により，パーキンソン病に手続き記憶の障害があるか否かを検討した。

＜対　象＞

被検者は痴呆を伴わないＰＤ患者22例（男12，女10）と同年齢対照群13例（男6，女7），若年齢対照群17例（男10，女7）である。ＰＤ群の検査時年齢は59.6±10.6歳，学歴年数は12±2.7年，発症年齢は 52.7±14.4歳，罹病期間は6.9±6.0年である。3群間に学歴年数の差はない。Yahr重症度(stage) は1〜4，平均2.3±1.0 である（表1）。

＜方　法＞

すでに述べた方法により3枚プレートと4枚プレートで施行し，休憩にはＷＣＳＴを施行した（図8）。ＰＤ群にはＷＡＩＳも施行した。ＷＡＩＳを2回，R-Tower of Toronto Test とＷＣＳＴはセットで1回とし，計3回に分けて施行した。各回の所要時間は1時間以内であった。

＜結　果＞

3枚プレートを使用した場合の3回の目的達成に要した"手"数の合計（ＴＯ）は，ＰＤ群が 24±5，ＡＣ群が 25±6，ＹＣ群が21±0 であ

表1

パーキンソン病(PD)群　22例(男12,女10)

|  |  | Mean | SD |
|---|---|---|---|
| 年齢 | 38-78歳 | 59.6 | (10.6) |
| 学歴年数 | 6-16年 | 12.0 | (2.7) |
| 発症年齢 | 8-76歳 | 52.7 | (14.4) |
| 罹病期間 | 1-30年 | 6.9 | (6.0) |
| Yahr重症度 | 1-4 | 2.3 | (1.0) |

同年対照(AC)群　13例(男6,女7)

|  |  | Mean | SD |
|---|---|---|---|
| 年齢 | 34-68歳 | 48.7 | (10.7) |
| 学歴年数 | 9-16年 | 14.0 | (2.4) |

若年対照(YC)群　17例(男10,女7)

|  |  | Mean | SD |
|---|---|---|---|
| 年齢 | 15-25歳 | 17.8 | (2.2) |


Test of Procedural Learning or Memory

Procedure
    3 discs (in T0) × 3 times
    ↓
    4 discs (in TT1) × 5 times
        0.5 h hiatus (other testing)
    ↓
    4 discs (in TT2) × 5 times

Scoring
    number of moves / trial
    number of illegal moves / trial
    duration (min) / trial

図8

である。4枚プレートを使用した休憩前の5回の施行により目的達成に要した"手"数の合計（TT$_1$）は，ＰＤ病群が122±32，ＡＣ群が108±18，ＹＣ群が103±17である。4枚プレートによる休憩後の5回の施行で目的達成に要した"手"数（TT$_2$）の合計は，ＰＤ病群が106±25，ＡＣ群が99±21，ＹＣ群が90±11である（表2）。

　ＰＤ群では，痴呆がなくとも検査中止を余儀なくされた（施行法が覚えられない等の理由）症例があった。検査を完了したＰＤ病群はTT$_1$で同年齢対照群より多くの"手"数を要し分散も大きかったが，TTでは対照群に近づいた。各回ごとの施行数をグラフで示した（図9）。

　次に，休憩前の各回の"手"数（TT$_{1-1}$〜TT$_{1-5}$）と休憩前（TT$_1$-S），後（TT$_2$-S）の"手"数の各合計数とＷＡＩＳのＶＩＱ，ＰＩＱ，ＷＣＳＴのＣＡ，Ｐ$_1$Ｅとの相関係数を示した（表3）。やや相関が高いところにアンダーラインを引いた。ＰＤ群は，TT$_1$の5回のうち1回目で"手"数と動作性ＩＱが−0.43，2回目でＶＩＱと−0.45，3回目でWisconsin Card Sorting Test (R-Milner法)のP$_1$Eとの間に0.65，5回目でＰ$_1$Ｅと0.46とやや高い相関を認めたが，全体としてはごく緩やかな相関しか認めなかった。ＰＤの同年齢対照群と若年対照群との比較では，前者の方がごく軽度劣っていた。

＜結果のまとめ＞

1．R-Tower of Toronto Testの成績，すなわち"手"数，誤り"手"数，所要時間は，ＰＤ群は同年齢対照群に比して劣り，学習効果が認められない例が多く，施行途中で未完成のため中止となる例も認められた。

2．対照群の中でも，若年者の方が同年健常者より優れ，年齢による差が認められた。

3．"手"数とＷＡＩＳの動作性ＩＱとは，ごく緩やかな逆相関を認めた。

(中野，今井，1991, 1993)

表2 Performance Measures on the R-Tower or Toronto

| Group | T0 | TT1 | TT2 |
|---|---|---|---|
| PD | 24 (5) | 122 (32) | 106 (25) |
| AC | 25 (6) | 108 (18) | 99 (21) |
| YC | 21 (0) | 103 (17) | 90 (11) |

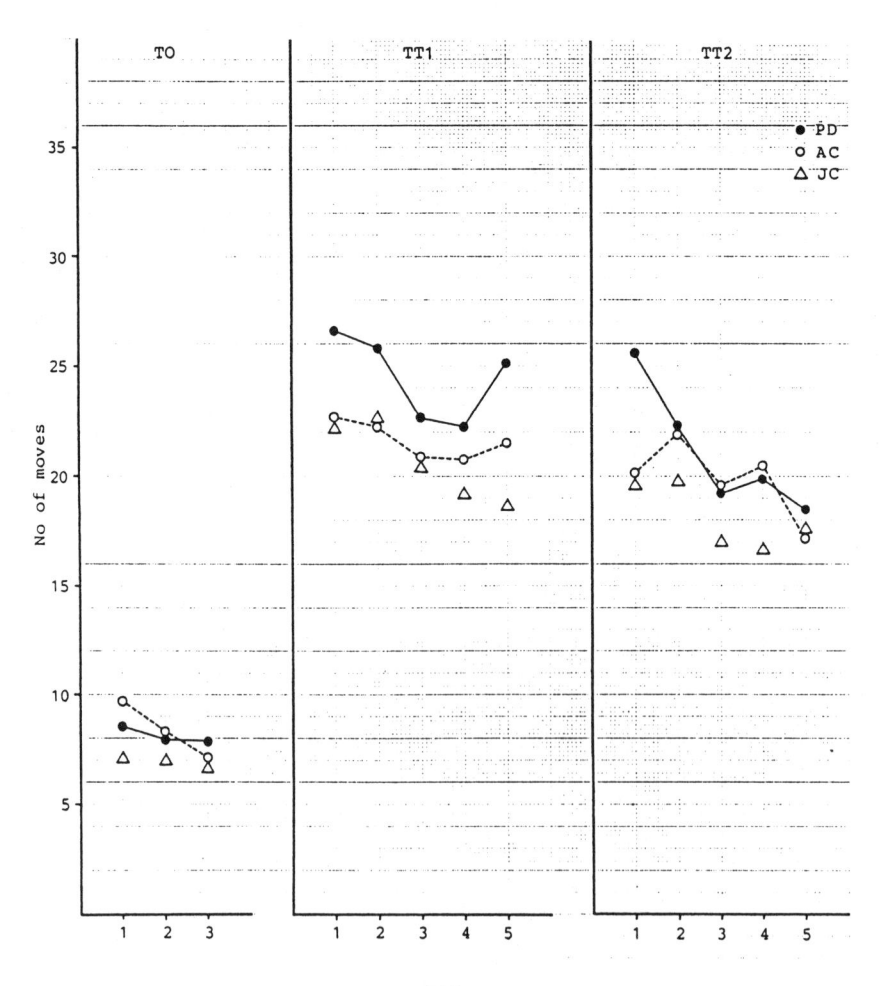

図 9

表3 Correlations of Measures on R-Tower of Toronto
Test with Measures on WAIS and WCST for Parkinsonism

|      | TT1-1 | TT1-2 | TT1-3 | TT1-4 | TT1-5 | TT1-S | TT2-S |
|------|-------|-------|-------|-------|-------|-------|-------|
| VIQ  | -0.12 | <u>-0.45</u> | -0.29 | 0.24  | -0.09 | -0.29 | -0.15 |
| PIQ  | <u>-0.43</u> | -0.26 | -0.18 | 0.16  | -0.21 | -0.36 | -0.09 |
| CA   | -0.14 | -0.08 | -0.20 | -0.14 | -0.12 | -0.15 | 0.03  |
| P₁E  | -0.13 | -0.02 | <u>0.65</u> | -0.16 | <u>0.46</u> | 0.27 | -0.05 |

## 3）失語症の検査

現在，国内で普及している代表的な失語症検査には「標準失語症検査」と「WAB失語症検査」がある。どちらも客観テストなので，マニュアルを良く読めば独学で施行できる。それぞれの特性から用途にあった検査を選択することが望ましい。

①標準失語症検査（SLTA，Standard Language Test of Aphasia）
　　　　　　失語症研究会（韮山カンファレンス）　1975年

　失語症のリハビリテーション計画をたてるため，言語症状のプロフィールや重症度を知る目的で作製された。カードと簡単な道具（鏡，鋏，櫛，万年筆，マッチなど）を用いて聴く，話す，読む，書く，筆算の能力を26の項目によって検査する。刺激は聴覚性と視覚性の2種類，反応は動作（matchingなど），話す，書くの3種類である。計算課題は知的能力と密接な関連があるという観点から加えられている。採点は6段階評定で行い，段階6と5が正答に当たる。項目ごとに正答数のプロフィールを記録用紙に記入する。システマティックに精査でき，広く普及している。所要時間は約1時間半とされているが，個人差が大きい。

　200例の失語症患者が重度，中等度，軽度の重症度別に分類され，正答数のプロフィールと非失語症者のプロフィールが示されており，聞く，

話す，書く，読む，筆算のそれぞれの機能の障害の重さがわかるようになっている。

　この検査ではほとんど正解が得られないほど，非常に重度の失語症を示す症例も少なくない。失語症のリハビリテーション現場では，これらの重症な症例に対して，話しかける時に口頭とジェスチャーの併用，絵の併用など言語に代わる代用手段が必要となり，ジェスチャー理解力，口頭とジェスチャー併用の理解力，絵の理解力などの掘り下げ検査が独自に工夫されている。

②ＷＡＢ失語症検査（The Western Aphasia Battery）
　　　　　　　　作者：Kertesz.A，ＷＡＢ失語症検査（日本語版）
　　　　　　　　　　　作製委員会（代表・杉下守弘）　1986年
　Kertesz(1982)の The Western Aphasia Battery（ＷＡＢ）の日本版である。失語症の重症度をあらわす失語指数（Aphasia Quotient：ＡＱ）が算出できること，検査得点から失語型の分類を試みていること，話し方の流暢性と非流暢性のタイプの診断ができることが特徴である。また失語症の検査項目の他に，失行検査，描画，構成課題，筆算，Raven's Coloured Progressive Matrices などの非言語性検査の結果を包括して大脳皮質指数（Cortical Quotient：ＣＱ）が算出できる。
　検査項目の種類が豊富なこと，失語症の回復が失語指数によって数値で表されること，失語型が自動的に分類されること，失語症以外の大脳損傷に随伴する可能性がある障害の検査も含まれていることから，この検査は最近急速に普及しつつある。
　ただし，自動的に分類可能な失語型は，比較的出現頻度の高い全失語，ブローカ失語，ウェルニッケ失語，健忘失語の4型にとどまっており，これらの失語型に対しては検査者間の診断の客観性が保たれるが，伝導失語，その他の失語型の診断は検査者の判断に任されている。

③トークンテスト（Token Test）
　　　　　　　　　　　De Renzi, E. & Vigno, L. A. 1962年
　聴覚的理解力を診断するテストで，特に軽度の理解障害の検出に優れていると言われている。De Renzi, E. とVigno, L. A. が1962年にイタリアで発表したものから日本語に翻訳された短縮版である。国内のテスト販売店で入手できる。
　2種類の形（円と正方形），2種類の大きさ（直径2.5cmと1.5cm），5種類の色（赤，青，白，黒，黄）の組み合わせから成る20個のプラスチック製の板を使用する。この板を被検者の前に並べておき，口頭指示によりこれらを操作させる。例えば，「黒い　四角の　上に　赤い　丸を　置いてください」などである。
　採点方法は，項目ごとに正答か誤答により1点または0点を与える方法と，1つの項目をいくつかの部分に分割し（たとえば，小さな，赤い，四角　など），正しく実行された部分の合計数を総得点とする方法とがある。得点から失語症と非失語症を鑑別するが，日本語版は標準化されていない。マニュアルはリハビリテーション医学全書11の言語障害（笹沼澄子，1975）を参照のこと。
　臨床の場で失語症検査を施行してみると，失語症の型を分類することがいかに困難であるかすぐにわかる。教科書に書いてあるような典型例に出会うことはむしろ少ないと言っても過言ではない。失語症に限らずこの領域で仕事をしていると，これに類することが多く，自分で体験したこと以外は信じられなくなるまでにそんなに時間はかからない。筆者は分類が困難な症例に出会うと，その都度信頼できる言語士にデータを送って助言を求めているが，大変難しいと実感している。
　心理士は言語の専門家ではないので，失語型の分類に固執するより，患者の失語症状がいかなる特性を持っているかを理解できれば良いのではないだろうか。言語訓練を要する場合は，言語訓練士のいる病院に医師を介して速やかに紹介してもらうことが望ましい。筆者の経験では，

検査の結果を添付して依頼すると，訓練がより早く受けられる場合が多いようである。

4）視知覚および視覚構成検査

①左半側（空間）無視(Neglect)のスクリーニングテスト
　左半側（空間）無視を検出する検査は「標準視知覚検査」（P.96参照）に含まれているが，本検査は高価であるため購入するのが困難である場合が多い。
　左半側無視は，健常者であればまず出現することがない左半側の見落としや書き落としをするので，標準化していない課題を用いても検出可能であるから，各自創意工夫して創作することを勧めたい。
　すでに多くの研究者により考案されている（Albert, 1973; Gauthierら，1989; Schenkenbergら，1980)が，自画像や時計の文字盤の描画（手本なしで），図や絵の模写，直線の等分割，状況画の説明，抹消テスト，絵の呼称などがよく用いられてきた。一例として筆者の作製したプリントを示した（図10a〜d）。
　抹消テスト（図10a）と絵の呼称は用紙に座標軸を作り，各象限に同数の図や絵（動物，花，乗物などの絵を用いると楽しい）を無作為に散らして描いたり，張ったりしたカードを数種類作製（座標は完成後消す）して，抹消させたり，指し示させたり(matching),何があるか呼称させたりするものである。抹消テストは変法として，図や絵を抹消する代わりに番号をつけさせると視線の動き方がわかる。ただ，抹消テストのように無意味に散らしてある絵を見落とす現象は，無視患者に限らず無視を伴わない半盲患者でも生じることがあるので要注意である。
　直線を等分割させる課題は，長さが異なる数本の直線を多方向を向いて散らして描いた用紙（図10b）を準備する。その際，垂直線も描いておくと，無視の有無にかかわらず等分割を正確に出来る能力があるかど

うかを判定できる。図10b₂に自験例を示した。水平線では左無視のため中央点が極端に右方に寄るが，垂直線ではほぼ正確に等分割できている。したがって，本例が直線を等分割出来ないのは等分割自体ができないのではなく，無視が原因であろうと推定できる。

絵の模写のモデルとしては，左右対称のひな菊が昔から良く使われている（図10c₁。また，図10c₂図10c₃のように左側あるいは両側に，それがなくとも絵が完成して見える，いわばなくても良い物体や模様があるモデル絵を模写させると，軽度の無視患者がこれを無視するので，重症度がわかる。

文章の模写も絵の模写の場合と同様，左側にそれがなくとも文意が通るような形容詞や副詞等を配しておくと重症度がわかる（図10d）。

留意すべき点は半盲との鑑別である。ほとんどすべての無視患者は左側の半盲を伴うため，症状としては半盲と無視が重複する。半盲は一点を固視したときに視野の一部に見えない部分がある症状であるから，左側の半盲がある場合はそれを自覚して十分注意しなければ，日常生活でも身体が左側にある物体にぶつかったり見落としたりすることがあり，直線の等分割や抹消テストでは，半盲患者が無視患者と同様の現象を生じる場合がある。すなわち無視がない半盲患者でもこれらの検査では左側の空間を見落とすことがあり，一方ごくまれにしかいないが，半盲を伴わない無視患者ではこれらの検査で正常であることがある。

したがって，半盲と区別して無視患者を発見するには，誰もが知っている対象物（人物，動物，乗物）を手本なしに自由に描かせるのが確実である。よく知っている対象物を描いていて途中で止めたり，左半側を書き残して気付かない場合は，半盲患者ではなく無視患者である。

無視は視野欠損の有無にかかわらず，また自由に視線や首，あるいは身体を動かすことを許される状況下にあるにもかかわらず，左半側への注意が向けられない状態である。1941年，はじめて無視患者の症例報告をしたBrainがすでに，無視にはしばしばボディーイメージの歪みを伴

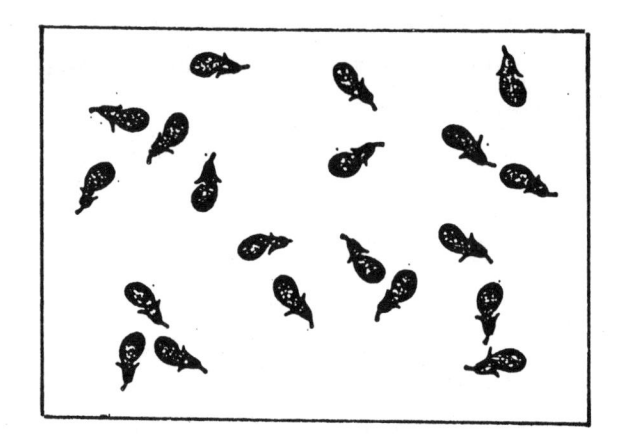

図10a

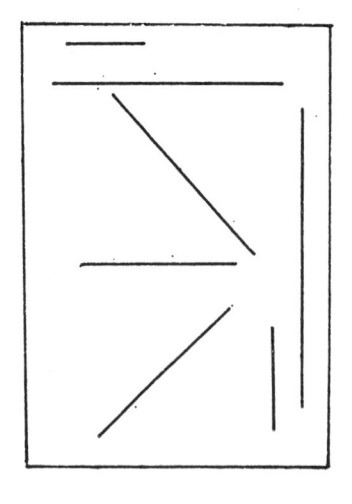

図10b₁

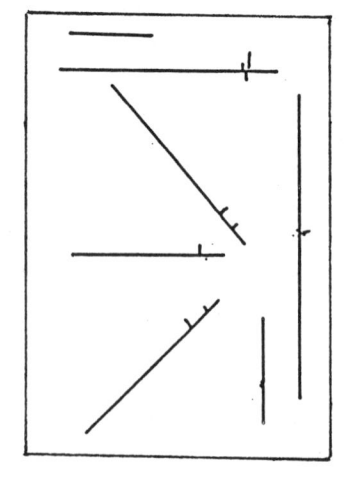

図10b₂

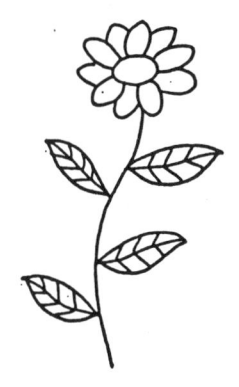

図10c₁

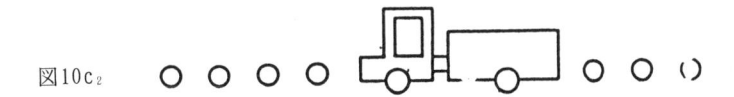

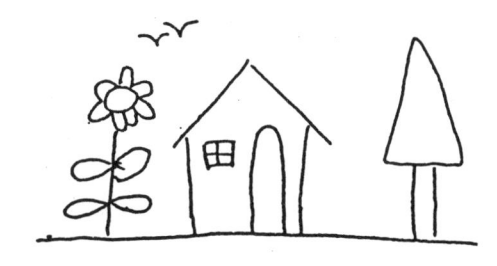

図10c₂

図10c₃

図10d

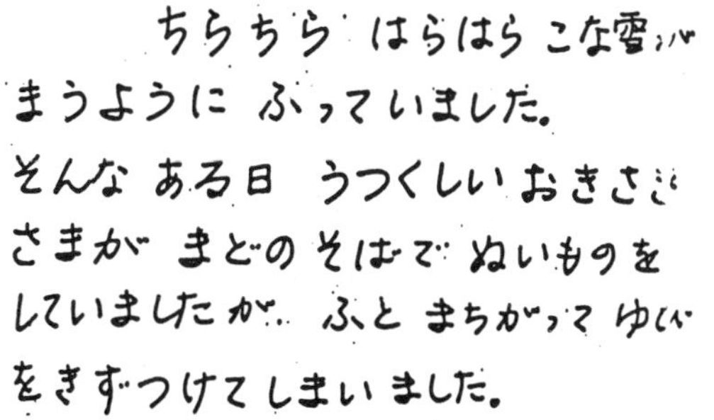

ちらちら はらはら こな雪が
まうように ふっていました。
そんな ある日 うつくしい おきさ
さまが まどの そばで ぬいものを
していましたが ふと まちがって ゆび
をきずつけて しまいました。

うと述べているが，重度の無視症状を持つ患者に自画像を描かせてみると，そのことが納得できる（図20-2）。また，時計の文字盤を描かせると，左半側を空白にするのみではなく，1時から11時までを右半分に詰めて描いてしまうなど，半盲とは異なる独特の描き方をする場合もある（図19-e）。このことは「無視」と「見えないこと」とは異なる症状であることを端的に示している。症例1，2，3を参照されたい。

　さらに，広い部屋に目印になるものをいくつか置いておき，簡単な地図を持たせて地図のとおり部屋の中を歩かせたり，左回転，右回転をさせてみるなど，行動面の観察をすることも大切である。また設備が許せば，複数のスピーカーを多方向に置いた部屋で，異なる方向から聴覚的な指示を与えて反応をみるなど，視覚以外の知覚，感覚についても検索することが望ましい。

②標準視知覚検査（Visual Perception Test for Agnosia，ＶＰＴＡ）
　　　　　　　　　　　　編集　日本失語症学会
　　　　　　　　　　　　新興医学出版社　1997年

　視覚体験に関する質問を行うほか，物品，絵カード，色カード，写真などを提示して，呼称，弁別，分類，模写をさせる，あるいは，数を数えさせたり，線分を二等分させるなど様々な方法で，おもに視覚認知障害ならびに視空間障害に関する検索を行うものである。とくに，有名人の顔写真を見せて命名させる，家族の顔写真を見せて誰だか言わせる，あるいは二人の顔写真を見せて同一人物であるか否かを答えさせる，写真を見せて表情（泣く，笑う，怒り）を言わせる，性別を言わせる等，顔の認知に関する課題が多いのが特徴である。

　本検査は，Brain Function Test 委員会失認症検査法委員会が，高次脳機能障害に関するこれまでの研究業績を詳細に検討して概念を整理し，試案を作成し，多数の非脳損傷者，視覚失認や視空間失認を伴う脳損傷者に施行し，9年間をかけて標準化したものである。ただし，積木問題

などのいわゆる代表的な視覚構成課題は「標準高次動作検査」に含まれているので，ここでは図形の模写を除き扱われていない。

③Frostig 視知覚発達検査(M Frostig Developmental Test of Visual Perception)

作者　Frostig,M. 1961,　飯林和子他訳

日本文化科学社発行　1977年

　視知覚の課題を遂行することに障害がある，学習困難児の訓練の手掛かりを得る目的で，Frostig,M.により開発された。以下の五つの知覚技能を測定しようとしている。

　　a．視覚と運動の協応（Eye-Motor Cooperation）

　　　太さの異なる2本の境界線の間に線を引いたり，点と点を結ぶ線を描くことを内容とする。

　　b．図形と背景（Figure-Ground）

　　　重複したり，隠されたりして図形が背景に埋没し，わざと見難く描かれている図形を知覚する。

　　c．形の恒常性（Constancy of Shape）

　　　円・正方形・長方形・平行四辺形・楕円形等の幾何学図形を大きさ，線の濃淡，構成等を変化させて異なる条件下で知覚させ，類似の幾何学図形と弁別させる。

　　d．空間定位（Position in Space）

　　　日常目にする事物が並べて描かれているが，その中から反転しているものや回転しているものを見つける。

　　e．空間関係（Spatial Relationships）

　　　モデルと同じ長さの線や角と同じものを点を頼りに描く。

　各年齢集団の平均値から知覚年齢が算出され，これを暦年齢で割り，10倍にして一番近い整数値が評価点となる。

④ Bender Gestalt Test（Bender Visual Motor Gestalt Test）

作者　Bender, L. 1938年

　Bender Test, Gestalt Test, ＢＧＴあるいは視覚-運動ゲシュタルト・テスト（Visual Motor Gestsalt Test）などと言われている。古典的ゲシュタルト学派（ベルリン学派）の流れを汲むアメリカの精神科医であるBender, L.が考案し，この検査を用いた研究結果を1938年，American Orthopsychiatric Association のモノグラフで紹介した。課題は，葉書大の9枚のカードに描かれた幾何学図形を，順次1枚の用紙（21.5×28.0cm）に模写することである。時間制限はない。

　ここで用いられている図形は，ゲシュタルト心理学の創始者の一人である Weltheimer, M. が視知覚の研究に用いた幾何学図形を主としたものであるが，Benderが一部改作したものも含まれている。Weltheimerはこれらの図形を用いて，ヒトが物体を知覚する時，なぜゲシュタルトとしてまとまって見えるのか，その原理を研究し，説明したのであった。Bender, L は成人，児童，精神障害者，知的障害者などにこれを施行し，健常者と同じ一般原理が適用できるか否かに興味をもった。しかし彼女の方法は単に図形を見せるのではなく，模写させることによりvisualな課題からvisual motorな課題へと転換させたのである。このテストはその後，第二次大戦により臨床心理テストとして大きく成長した。大戦中，戦争神経症，心因性反応，器質的疾患が続出したが，短時間で施行できるため，戦場に送り込む兵士の適性を調べるスクリーニングテストとして活躍したのであった。とくにこの検査が言語を要さないことが，多民族国家のアメリカで大いに発展した理由であろうと考えられる。

　Bender自身は解釈について客観的な基準を示さなかったが，後に多くの人々によって評価法が数量化された。わが国では，成人用の Pascal Sattel法と児童用のKoppiz法が紹介されている。また，Hutt(1960)のように投影法として発展させ，力動的な解釈をするテストに発展させた研究者もあり，利用法はさまざまである。

筆者は，これを構成能力や視覚運動能力を検索する検査として使用することがあるが，誤りを数量化することはしない。図形は描いたそのままを評価するのが一番良いと考えているからである。Pascal-Sattel 法では，例えば，tremor（線の振るえ）は4点，なぞり描きは2点，回転8点，形態の誤り8点と言うように形自身の崩れや誤りと質的に異なる tremor 症状などを一様に加算していくため，点数化してしまうと質的な分析ができないからである。

　数量化は多数のデータやグループ間の比較をする場合など，研究用，または便宜的に使用するには有効である。しかし，とくに図形の場合には，数量化することにより数量化できない多くのものを失う。筆者は誤りを分析する場合は，健常者であればいくらぞんざいに描いても犯さないような顕著な誤りに注目し，歪み，回転，分離，閉鎖傾向，保続傾向，終結不能などに分類して特性を分析している（浜口，1971・中野，$1989_2$）。

　ここでは，高次脳機能診断に利用できる検査の一つとして紹介した。ＣＴscanやＭＲＩなど医学機器の進歩により，organic signにより器質障害を判別するスクリーニングテストとしての役割は激減したが，視覚構成能力や視覚運動能力を探る優れた検査である。多種多様な誤りが出現しやすい図形が良く選ばれており，頭頂葉に病巣がある患者や左半側空間無視，中等度以上の重い知的障害者に適している。図11a, b, c にモデル図形と自験例を示した。

観 察 表

(各図形は原図の１/十縮尺)

| 図 形 A | 図 形 V |
| --- | --- |
| 時間： ・ ″ | 時間： ・ ″ |
| 図 形 I | 図 形 VI |
| 時間： ・ ″ | 時間： ・ ″ |
| 図 形 II | 図 形 VII |
| 時間： ・ ″ | 時間： ・ ″ |
| 図 形 III | 図 形 VIII |
| 時間： ・ ″ | 時間： ・ ″ |
| 図 形 IV | 全 体 構 成 |
| 時間： ・ ″ | 合計時間： ・ ″ |

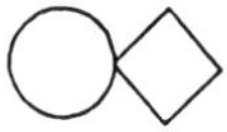

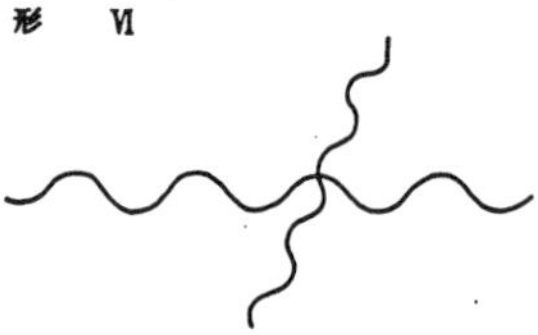

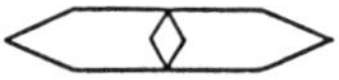

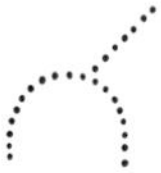

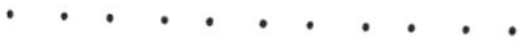

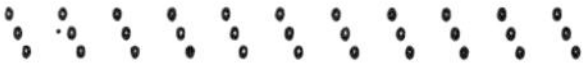

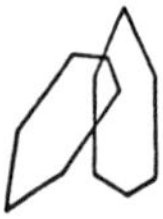

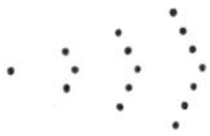

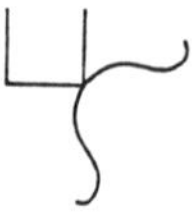

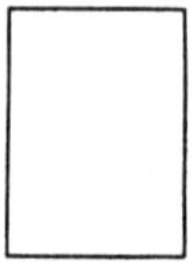

図11a

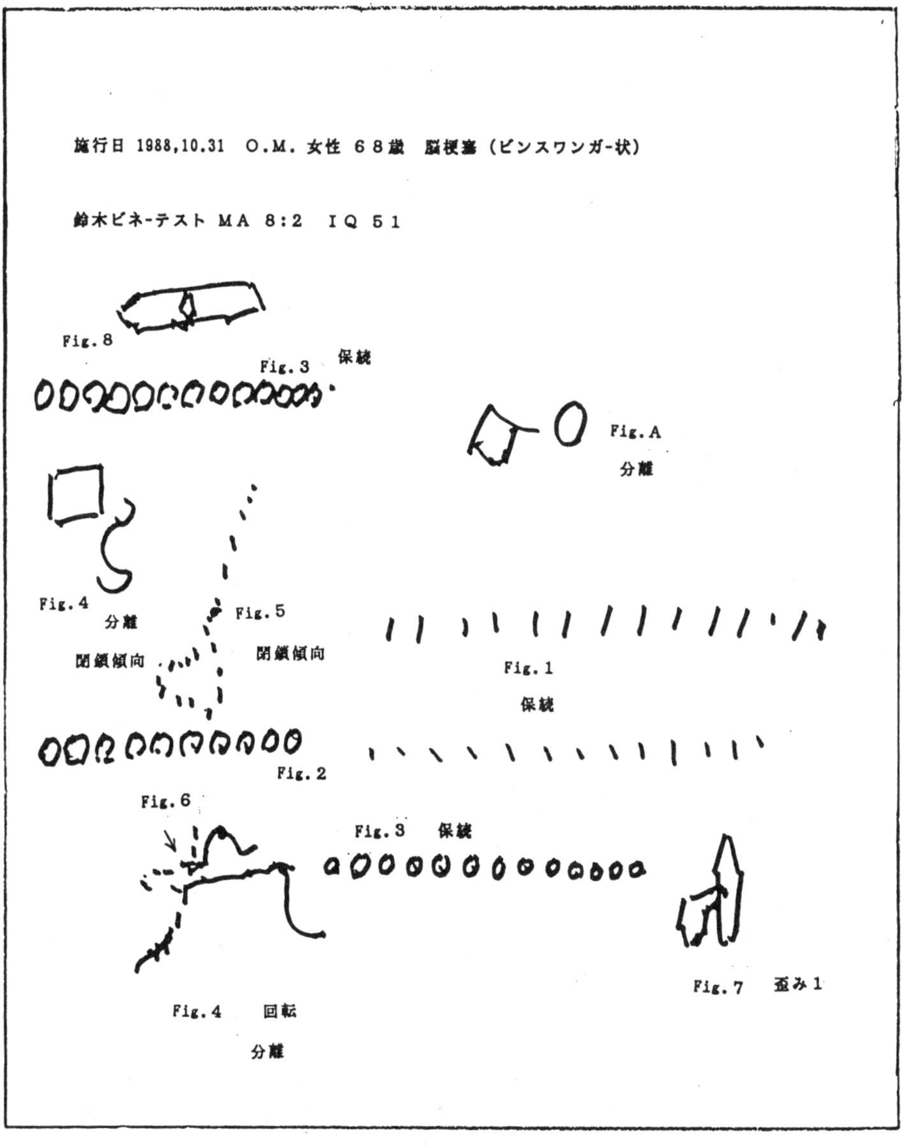
施行日 1988,10.31 O.M. 女性 68歳 脳梗塞（ビンスワンガー状）
鈴木ビネ-テスト MA 8:2 IQ 51
Fig.8
Fig.3 保続
Fig.A
分離
Fig.4
分離
閉鎖傾向
Fig.5
閉鎖傾向
Fig.1
保続
Fig.2
Fig.6
Fig.3 保続
Fig.7 歪み1
Fig.4 回転
分離

図11 b

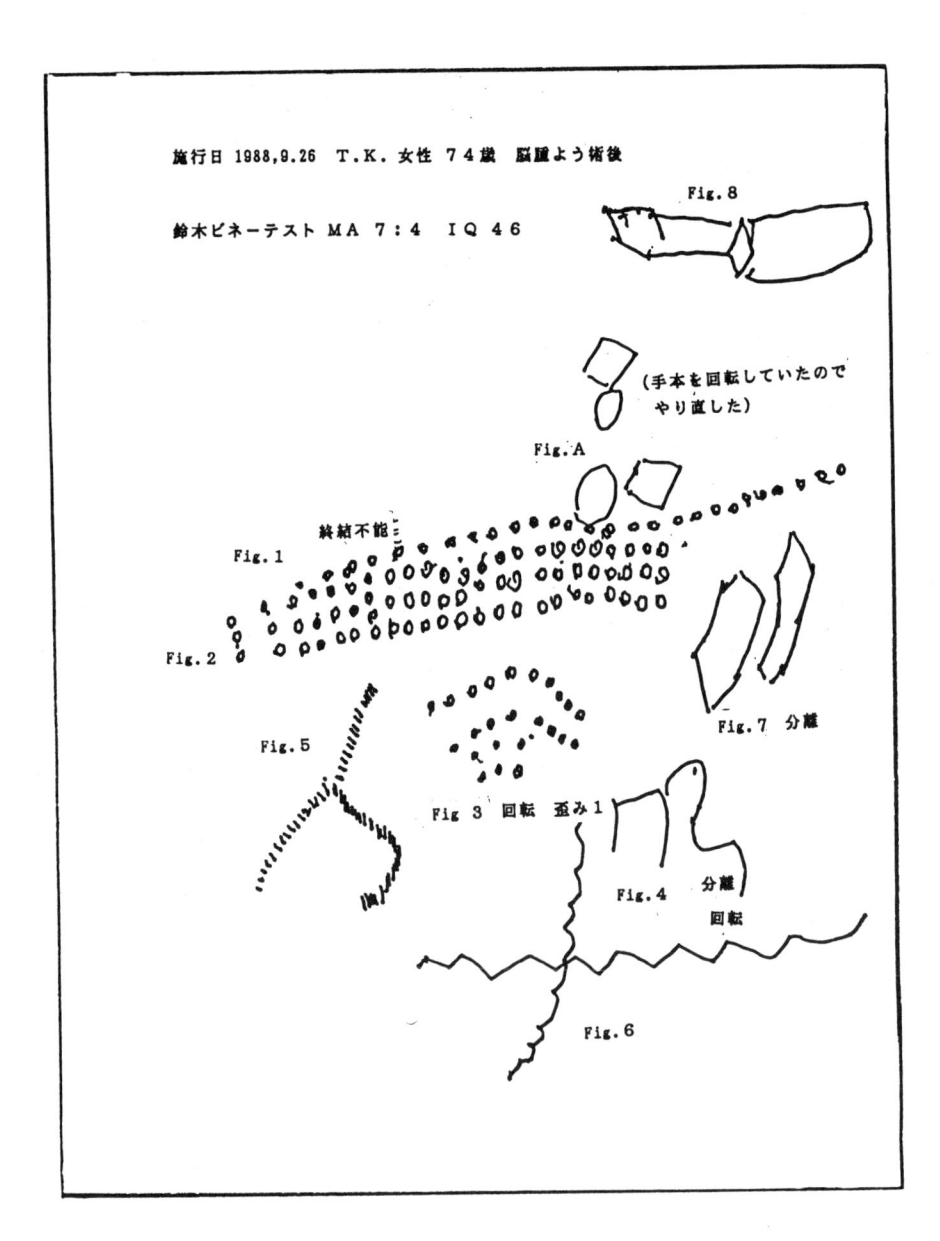

施行日 1988,9.26  T.K. 女性 74歳 脳腫よう術後

鈴木ビネーテスト MA 7:4  IQ 46

Fig.8

(手本を回転していたのでやり直した)

Fig.A

終結不能
Fig.1

Fig.2

Fig.5

Fig.7 分離

Fig 3 回転 歪み1

Fig.4 分離
回転

Fig.6

図11c

⑤Picture Block 知能検査（ＰＢＴ）

作者　榊原　清・西谷三四郎他
日本図書文化協会発行　1980年

　絵の切片と積木を操作して構成させる動作性検査。健常児では4歳から7歳までが適用範囲であるが，痴呆患者にも転用できる。知的障害者では9歳級までを適用範囲としている。知的障害児の判定用として暦年齢12歳までの知能指数換算表が作成されており，知能指数（ＩＱ）が算出できる。

　Picture 検査と Block検査のどちらから開始してもよい。いずれも指定されている課題から始め，正答の場合は次の課題に進み，誤答の場合は一つ前の年齢段階に戻る。時間制限は設けられていない。両方が正答の場合，各問題ごとに1点を与える。各下位検査ごとに得点の小計を出し，各検査の小計を加えた総得点からＩＱが算出できる。

⑥Koh's立方体組み合わせテスト

作者　Kohs, S.C. 大脇義一編　1979年

　24図版に描かれている模様をモデルとして，それと同じ模様を複数の立方体を用いて構成する非言語性知能検査。用具は練習用図版1枚，テスト用図版17枚，立方体16個，記録用紙，ストップウォッチ。

　17種類のモデル図形はすべて正方形で，赤，青，黄，白の4色で図柄が構成されている。易しい課題から難しい課題へと順に配列されており，使用する立方体は4個，9個，16個と増えていく。各課題ごとに所要時間に応じて得点を与え，これらの得点の総得点から精神年齢（ＭＡ）を換算する。検査時の被検者の暦年齢をＣＡとして，以下の式でＩＱを求める。ただし，暦年齢13歳9カ月から17歳11か月までは手引きにある暦年齢修正表により修正が必要であり，暦年例18歳0カ月以上はすべて16歳とみなす。

$$IQ = MA/CA \times 100$$

5）失行症の検査

　失行症は左半球症状であるから，失語症と合併することが多い。失行症の診断では，このような症状を引き起こすことが説明できない程度の知的レベルの低下がないことが重要な前提条件であり，これを判断することが難しい。高次脳機能検査に関する専門書にも簡単な検査法は紹介されているが，標準化された検査法としては以下の検査がある。

○標準高次動作性検査——失行症を中心として
　　　　　　編集　日本失語症学会
　　　　　　著　日本失語症学会　高次動作性検査作製委員会
　　　　　　　　　　　　　　　　医学書院　1986年
　日本失語症学会が7年がかりで標準化し作成した高次動作性検査である。以下の条件を同時に満たすことが出来る検査を目指して作製された。
　　1．失行症を明確に検出できること
　　2．麻痺，失調，異常運動などの運動障害，老化に伴う運動障害や全般的精神障害などと失行症との境界症状を検出することが可能であること
　　3．行為を完了するまでの動作過程が詳細に評価できること
　項目は顔面動作，上肢の動作，下肢の動作，積木テストなどからなり，おのおの道具を用いる検査と用いない検査，口頭命令により動作させる場合と模倣させる場合とがある。採点法は，正常な反応を0点，不完全な反応を1点，誤った反応を2点とし，さらに誤り方の特性も分析するようになっている。

6）前頭葉機能検査

　前頭葉機能検査は数多くあるが，ここでは筆者が修正版を作成した

Wisconsin Card Sorting Test (WCST) と，ごく最近，Dubois,B. 他(2000)により作成され，小野剛(2001)により翻訳された Fontal Assessment Battery (FAB) を紹介する。FABは道具を使用せずに外来で簡単に施行でき，なおかつ前頭葉機能をよく把えられ，今後普及すると期待される検査である。

① Wisconsin Card Sorting Test (WCST)

作者　Berg,E. 1948年

　このテストは，Wisconsin 大学のWiegle(1941),Goldstein-Scheerer(1941), Vigotsky(1934)らが作製した分類テストを，Berg(1948)が客観的かつ数量的に成績を表わせるテストとして集大成したものである。当時，この大学の研究室で行われていた，サルを用いた実験に使用されていた課題なども参考にされたという。元来は健常児を対象として，概念形成ないしは思考の柔軟性を調べることを目的とした概念形成変換検査（分類・変換テスト）であった。

　臨床的には，Milner(1963)がこれを前頭葉損傷の患者に適用して以来，世界的に知名度が高く，WAISや Binet Test では測定し得ない知能の側面を効果的に診断できる良好なテストとして評価されるに至っている。現在では前頭葉損傷に限らず，パーキンソン病や分裂病などにも広く施行されている。

　しかしながら，このテストはこれを利用した多くの研究者たちが修正を重ねてきたにもかかわらず（例えば，Drewe,1974; Milner,1963; Nelson,1976; Robinsonら,1980;鹿島ら,1985,Heatonら,1981,1993),未だ施行法が確立したとは言い難い。国内で入手できるのはWisconsin 大学から市販されている標準版であるが，おそらく健常者を対象として作製されたものであると思われ，臨床で使用するには難しすぎる。また，方法論上の問題が残されている。そのひとつは，誤りと見なされる中に，本来は誤りではない反応が多く含まれており，被検者の能力が正確に反

映されないということである。

＜R-Miller法とR-Nelson法＞

　ここで紹介するのは，先人達により蓄積された研究を基礎として，筆者らが作製した修正版である。本検査の特性を生かしながら，臨床的な使用に耐えるよう被検者の負担，所要時間，難易度などを調整し，かつ合理的に成績が評価されるよう施行法や採点法に改良を加えたものである（中野ほか，1990₃, 1992）。

　R-Milner法（Revised Milner Method）とR-Nelson法（Revised Nelson Method）の2種類作製した。R-Milner法はR-Nelson法より難しいが，概念形成の変換および施行の柔軟性を調べるという本来のWisconsin Card Sorting Testの目的により適っており，こちらが本命である。通常R-Milner法から施行し，その結果が不良の場合（達成カテゴリー，ＣＡの満点は6点で，4点以下）にのみ，R-Nelson法を追加して施行する。また，R-Milner法が難しすぎることがあらかじめ予測される被検者には，R-Nelson法のみを施行してもよい。ただし，R-Nelson法を施行した後にR-Milner法を施行すると，学習効果によりR-Milner法が通常より易しくなってしまうので，結果の解釈をする際に注意を要する。

　R-Milner法は，できるだけinternal cueを高める（その課題解決に特有な自発的努力を要する）ため，Milner法と同じくカードを分類する際にmatchさせるnorm（色・形・数）は検者が決定し，normに適合しないと誤りとした。しかし，カードの数はNelson法と同じくambiguity cardを捨て，24枚2組とした。ambiguity cardとは，モデルカードと適合するnormが二つある反応カードを言う（補足を参照のこと）。Milner法では，このambiguity cardが128枚中80枚も含まれているため，被検者は混乱させられ，課題は非常に難しく，若年の健常者でも何を求められていたのかさえわからないまま検査を終了する者が多い。

＜カードとその提示順序＞

　モデル（刺激）カード（stimulus card）は以下の4枚，すなわち

4. 高次脳機能診断に必要な検査　107

(1)赤　三角　1個　(2)緑　星型　2個　(3)黄　十字　3個　(4)青　丸　4個とし，被検者から見て左から右へ(1)から(4)の順序で並べる．

反応カード(response card)は24枚を2組，計48枚とし，両組とも同一種類，同一枚数である．カードのサイズ，図形の大きさ，色彩，配置方法はすべてWisconsin大学より現在市販されている標準版のテストカードにできるだけ近づけた．選ばれたカードはMilner法やWisconsin版で使用している64枚2組，計128枚からambiguity cardを取り除いたものである．カードは各組ごとによく切って，順序をat randomとし，1組終了すると続けて次の組を試行する（図12a）．

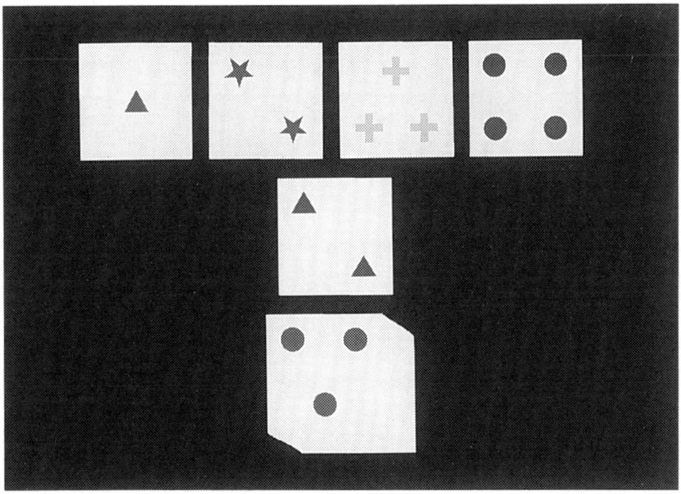

図12a

<教示　Instruction >

「ここに4枚のカード（モデルカードのこと）があります．これから1枚ずつカード（反応カードのこと）をお渡ししますから，それをこの4枚のカードの中で一番良く合うと思うカードの下に置いて下さい．あ

なたが置くたびに，私が正しいか誤りであるか言います。"yes"と言われたら，私が考えている模様の合わせ方と同じなので，次のカードも同じように合わせて下さい。"no"と言われたら，私が考えている合わせ方とは違うので，次のカードから他の合わせ方をして下さい。ただし，一度置いたカードは"no"と言われてから動かすことはできません。」と言う。上記の内容を被検者の理解度に合わせて，理解できるまで説明する。

「色や形で合わせるのですか」としばしば質問されるが，その場合は「あなたがカードを置いた時に，私が"yes"か"no"と言いますから，それに従って次のカードを置く位置を決めて下さい。」と繰り返す。反応カードを上から下へと縦に並べていく被検者には，重ねていくことを実際にやってみせて，説明する。

＜施行法＞

被検者から見やすい机上に，4枚の刺激カードを少し間隔をおいて横一列に並べて置く。被検者は，検者から渡されたカードをその下に積んでいく。積み重ねた反応カードが不揃いになった時は，適時検者が揃える。結果は被検者に見えないように記録する。

第4章の症例4と5を参照されたい。


a．Revised Milner法

教示を述べ，1枚ずつ反応カードを渡す。被検者が決められたnormと同じ基準でモデルカードと反応カードを合わせて置いた場合は"yes"と言い，6枚"yes"が続いたら黙って matchさせるnormを変え，"no"と言う。合わせるべきnormは検者がC（色）-F（形）-N（数）-F-N-Cの順で変換させる。6枚 "yes"が続くと，これを1 categoryと数え，6 category達成するか，全カード（48枚）を使い切ると終了である。

二つの norm ばかりを3回以上繰り返した時は，「他にも合わせ方があります」と教示する。「他にも合わせ方がありますか」と聞かれた時には，「あります」と答えるが，それが何であるかは教えない。

そろそろ norm が変わる頃だと考え，先回りして normを変えてくる(flying)被検者がいるが，その場合は「私が"yes"か"no"と言いますから，それに従って合わせ方を決めて下さい」とアンダーラインの部分を強調して繰り返し，なるべくflyingをさせないようにする。その理由は，もしflyingをし損なって5回"yes"が続いたところで誤ると，本来成績が良いはずの被検者の成績が著しく悪くなるからである。

　時間制限はないが，所要時間を測定しておく。記録用紙（図12b）に，被検者が何のnormで合わせたか，検者が"yes"と言ったか"no"と言ったかを記録する。また，とくに目立った言動が観察された場合には，それも記録する。例えば，決められた位置以外の所にカードを置いたり，模様以外のごく小さな汚れなどをnormではないかとこだわったりする場合などである。所要時間は約15分。

b．Revised Nelson法

　R-Milener 法に続いて施行する場合は，「もう一度やって下さい。今度は少し易しいですが，やり方は前と同じです。」と言い，再度やらせる。最初の反応カードはモデルカードに matchしていさえすれば，色，形，数のどのnormで合わせても"yes"と言う。"Yes"が6枚続いたら，「今度は別の合わせ方で置いて下さい」と言う。色，形，数の全normに合わせられなくとも，いずれかのnormに変更できさえすれば（例えば色，形，色，形，色，形）正解とする。

<採点法>

　NE(natural error) を除き，R-Milner法と R-Nelson 法に共通である。少し慣れれば，検査を施行しながら記録できるようになる。

　　CA (category achieved)：
　　　達成カテゴリー数で，yesが6個続くと1category達成である。
　　NE (natural error)：
　　　R-Milner法にしか出現しない。やむをえない誤り，あるいは見か

## WCST (Milner, Nelson)

フリガナ　　　　　　　　　　　　　　　　　　　　検者
氏名　　　　　　　性別　　　生年月日　　　　　　検査日
　　　　　　　　　　　　　　　　　　　　　　　　所要時間
施設　　　　　　　診療科
　外来カルテNo.　　　　　　　初診日　　　　　外来医
　入院カルテNo.　　　　　　　入院日　　　　　担当医

診断　　　　　　　　　　　　　職業
　　　　　　　　　　　　　　　戦歴
発症年月　　　　　発症年齢　　学歴

| 表示順序 | 基準カテ | 反応カテ | yes/no | 評価 | 表示順序 | 基準カテ | 反応カテ | yes/no | 評価 |
|---|---|---|---|---|---|---|---|---|---|
| 1 | | | | | 25 | | | | |
| 2 | | | | | 26 | | | | |
| 3 | | | | | 27 | | | | |
| 4 | | | | | 28 | | | | |
| 5 | | | | | 29 | | | | |
| 6 | | | | | 30 | | | | |
| 7 | | | | | 31 | | | | |
| 8 | | | | | 32 | | | | |
| 9 | | | | | 33 | | | | |
| 10 | | | | | 34 | | | | |
| 11 | | | | | 35 | | | | |
| 12 | | | | | 36 | | | | |
| 13 | | | | | 37 | | | | |
| 14 | | | | | 38 | | | | |
| 15 | | | | | 39 | | | | |
| 16 | | | | | 40 | | | | |
| 17 | | | | | 41 | | | | |
| 18 | | | | | 42 | | | | |
| 19 | | | | | 43 | | | | |
| 20 | | | | | 44 | | | | |
| 21 | | | | | 45 | | | | |
| 22 | | | | | 46 | | | | |
| 23 | | | | | 47 | | | | |
| 24 | | | | | 48 | | | | |

図12b

け上の誤りで真の誤りではない。例えば，Cをnormとして yesが6回続いた後，被検者がさらにCで合わせた場合に"no"と言われたとしても，この"no"は「次のカードは他の norm で合わせなさい」と言うサインであり，被検者の誤りではない。また，その次のカードでFではなくNで合わせたとしても，被検者は正解がFであるかNであるかわからないのは当然であるから，これも被検者の誤りではない。このような，真の意味での誤りではない見かけ上の誤りをＮＥとして，これは誤り数には数えない。

ＰＥ(Perseveration Error)：
保続の誤り。これには以下の2種類がある。

$P_1$(Perseveration 1)："no"と言われたにもかかわらず，それまでと同じnormで合わせ続ける誤りを繰り返した場合で，ＮＥを除いたもの

$P_2$(Perseveration 2)：一つ飛んで前のカードと同じnormで合わせる誤りを繰り返す場合

ＯＥ(Other Error)：
以上の誤り以外の誤り全てを含む。例えば（1） 色，形，数のいずれのnormともmatchしないもの。この場合，記録用紙の記入欄には×をつける（2）二つ以上前と同じnormで合わせる誤り （3） その他の新たな誤りなど

ＴｒＥ：
ＮＥを除く誤りの合計数。

＜評価＞
　ＣＡが5ないし6，ＴＲＥは数個までが良好。R-Milner法の適用は知的レベルが健常範囲にある者である。知能検査の成績と乖離があるかないかが重要な評価のポイントである。教育歴との相関はほとんどない。ＷＡＩＳまたはＷＡＩＳ－Ｒで言語性ＩＱが健常範囲にあっても，動作性ＩＱが90以下である場合は困難である。

＜補足1＞
　本テストは概念形成，思考の柔軟性，局面が変化した事態に対する適応能力などを調べているが，良好な成績を得るためには言語的な理解力や視覚的判断力，注意力，近時記憶（記銘力）などが不可欠である。
　教示により施行法を理解し，図形を判別し，注意を集中して自分の反応と検者の反応とを記銘することができなければ，categoryを達成できないからである。したがって，これを可能とするに足る知的レベルにある者が，原則として本テストの適用対象となる。患者を対象とする場合，知能が明らかに健常範囲にある場合を除き，知能検査を施行してあること，あるいは同時に施行することが原則である。とくに，R-Milner法はＷＡＩＳまたはＷＡＩＳ－Ｒで動作性ＩＱが80以下の場合は適性がない。ＩＱが高いにもかかわらず，本テストの成績が悪い場合に，意義があるテストである。

＜補足2＞
　ambiguity cardについて：例えば「黄色，三角形，1個」のカードは刺激カードの「赤色，三角形，1個」のカードと形と数が同じである。したがって，もし被検者がこれを「赤色，三角形，1個」のカードの下に置いた場合，被検者が形と数のどちらのnormで matchさせて置いたのかわからない。このようにambiguity cardでは，たとえ正答して"yes"
と言われたとしても，次のカードで正答できるか否かは，二つのnormのうち被検者が選んだnormが検者が決めているnormと合致したかしないかにかかっており，これは単なる偶然によるもので，被検者の能力とは関係がない。もしambiguity cardが連続し，正解のnormが特定できない場合が続くと難易度が高くなるわけで，系列のどこで誤りを生じるかにより，被検者ごとに難易度が異なってしまう。また，誤りとして数えられる中に，本来は誤りではない場合が多く含まれ，「誤り数」が被検者の能力を正確に反映していないこととなる。Milner法では 128枚中80枚もこのambiguity cardが入っているため，健常の被検者でさえ混乱させ

られ,拒絶的になったり,課題の意味が理解できないまま終了する場合もまれではない。これらの ambiguity card を取り除いたNelson (1976)による修正は,とくに病者を対象とする臨床の場で使用するには,被検者のためにもデータの信頼性の意味からも適切であったと考えられる。

### c．R-Milner法と Milner 法の比較
共通点：
1．カードを合わせるnormが何であるかを教えないこと
2．教示の内容とシフトの変換を直接指示することはせず,検者が"no"ということがそのサインであること
3．normの変換が固定されていること,ただし順番は異なる
　　R-Milner 法では,normの変換順序はC－F－N－F－N－Cで固定している

相違点：
1．Milner法では刺激カードはambiguity cardを含む64枚2組,128枚である。R-Milner法ではambiguity cardを除いた24枚2組,48枚である。
2．Milner法は10枚"yes"が続くと1 category（1 CA）達成された(catory achieved)とみなすが,R-Milner法では6枚続くと1 CA達成する。
3．Milner法の保続の誤り(perseveration error)は,直前のstageにおける正解に固執すること,および最初の stage における被検者の initial preference (ambiguity card 以外による,最初のnormの選択)による反応に固執する場合を指す。しかし,R-Milner法(R-Nelson法も)ではNelson法と同じく,すぐ前の誤りを"no"と言われているにもかかわらず,同じnormで合わせ続ける場合を言う。
4．Milner法では刺激カードの系列は固定されているが,R-Milner法では各組ごとによく切り,at random になるようにした。その理由は,

色，形，数は各々これを見る人に与える心理的な刺激としての強度が著しく異なるため，これらの刺激強度の系列効果を相殺するためである。

### d．R-Nelson法とNelson法の比較

共通点：
1．反応カードが24枚2組，48枚であること
2．１ＣＡの達成は6枚yesが続いた場合であること
3．保続の誤り（ＰＥ）はすぐ前の誤りと同じ誤りを続けることであること
4．Nelson法もR-Nelson法もnormの変換を「今度はルールが変わります。他の合わせ方をしてください。」と教示する。

相違点：

　Nelson法では教示の後，色，形，数のどのnormであわせても正解で，6個正解が続くと，「今度は他の合わせ方をして下さい」と言う。次も残りの二つのうち，どちらのnormで合わせても正解である。しかし，3回目は最後に残ったnormで合わせられなければ不正解となる。すなわち，normの変換順序が「free－free－残りのnorm」で，以後はこの順序で繰り返さなければならない。R-Nelson法では，より課題を易しくするため，最初から最後まで「free－free－free…」，すなわち，normは何に変換しても，変換できさえすればよく，2種類のnormを繰り返すだけでも良いこととした。

### e．R-Milner法を使用した研究

　以下に，R-Milner法を使用したパーキンソン病の認知障害に関する筆者らの研究の一部を紹介する。成績の標準化は未だしていないが，本テストを施行する際にこの結果を参考にされたい。

　〔パーキンソン病に Wisconsin Card Sorting Testを使用した比較研

究]

　パーキンソン病は，大脳基底核にある黒質でドーパミンという物質が減少するため，手足が振えたり，歩きだす時の一歩目が出難くなったり，転び易くなるなどの運動障害を主症状とする神経疾患である。この疾患を発見したParkinson 自身は，本疾患は知能の低下を伴わないとしたが，近年，大脳基底核が前頭葉の連合野と密接な繊維連絡があるところから，前頭葉機能，とくに認知機能との関与が注目されるようになった。パーキンソン病の認知障害の研究にはさまざまな神経心理学的検査を用いた研究結果が報告されているが，その中で，とくに Wisconsin Card Sorting Test(ＷＣＳＴ)はその有効性が指摘されている(Bowenら, 1975; Lee ら,1983; Brown & Marsden, 1988[1,2]; Duboisら, 1990)。

　筆者らは，パーキンソン病患者の認知障害の特性を明らかにする目的で，Wisconsin Card Sorting Test を使用した研究を試みた。パーキンソン病患者は「自発的にその課題特有の解決計画を立てることを要求されるような課題（internal cueが高い課題）」においては障害を受けるとの報告がある（Taylorら,1986, Brownら, 1988[1] 1988[2]）ため，筆者らが修正した Wisconsin Card Sorting Testの中，internal cueを高めたR-Milner法を使用した。

　対象は，痴呆を伴わないパーキンソン病患者（ＰＤ）63例と同年健常対照群(Age Matched Control，ＡＭＣ) 82例，若年健常対照群(Young Control，ＹＣ) 53例である。

　ＰＤ群の検査時年齢は60.1±9.3歳，発症年齢は52.7±11.5歳，罹病期間は7.4±6.3年である。Yahr重症度(stage)* は１～４で，平均2.4であり，比較的軽度な者が多い。ＡＭＣ群は大学病院の職員，シルバーグループのアルバイト，ボランティアグループなどであり，ＹＣ群は主に高校生と大学生である。３群間に学歴年数の差はない。

　結果は，ＷＣＳＴの達成カテゴリー（ＣＡ）数は，ＰＤ病が 2.9±1.7(Mean±SD)，ＡＭＣ群が4.2 ±1.5，ＹＣ群が 5.2±1.1 であり

(PD＜AMC＜YC），3群間にすべて有意差があった。保続の誤り数（$P_1E$）は，ＰＤ群が 8.6±7.7，ＡＭＣ群が 4.3±4.1，ＹＣ群が 1.8±2.3 であり（PD＞AMC＞YC），やはり3群間に有意差があった（中野，今井，$1990_3$，$1992_1$）。

② Frontal Assessment Battery （ＦＡＢ）

Dubois,B. 他，2000年

小野　剛　翻訳　2001年

　前頭葉障害のスクリーニングテスト。特別な道具を必要とせず，簡便な6種類のサブテストからなる。簡便かつ妥当性，信頼性も高いテストバッテリーであるとして，Duboisらが発表したものを小野剛により本邦に紹介された。以下の6種類からなる。

1．類似問題（抽象的推論が可能か否かを調べる課題）

　「次の二つはどこが似ていますか？」と聞く。

　1．バナナとオレンジ　2．机と椅子　3．チューリップとひな菊

　採点：カテゴリー名を述べた答のみ正答とする。正答一つにつき1点。

2．語の流暢性

　「"か"という字で始まる単語をできるだけ沢山言ってください。ただし，人の名前と固有名詞は除きます」と教示する。

　採点：60秒間に10個以上　3点，6〜9個　2点，3〜5個　1点，正答なし　0点。最初の5秒間に反応がない場合は「例えば紙」とヒントを与える。

3．運動系列

　患者と体面し，「私のすることをよく見ていてください」と言う。左手でLuriaの系列「拳－手刀－掌」（fist-edge-palm）を3回やって見せる。そして「では，右手で同じことをしてください。最初は私と一緒に，次に一人でやってください」と言う。検者は患者と一緒に3回繰り返し，その跡「さあ，一人でやってみてください」と患者に言う。

採点：一人で正しい系列を6回以上できる　3点，3回以上できる　2点，一人ではできないが検者と一緒ならできる　1点，検者と一緒でも3回連続できない　0点．

4．葛藤指示

「私が1回叩いたら，2回叩いてください」と言い，患者が教示を理解したことを確かめてから，次の系列を施行する．1－1－1．「私が2回叩いたら，1回叩いてください」と言い，患者が教示を理解したのを確かめてから，次の系列を施行する．2－2－2．この後，検者は以下の系列を施行する．

　　　　1－1－2－1－2－2－2－1－1－2

採点：誤りなし　3点，1～2回の誤り　2点，3回以上の誤り　1点，4回以上連続して検者と同じように叩く　0点．

5．GO／NO-GO（抑制コントロール）

「私が1回叩いたら，1回叩いてください」と言う．患者が教示を理解したことを確かめてから，次の系列を施行する．1－1－1．「私が2回叩いたら，叩かないでください」と言い，患者が教示を理解したのを確かめてから，次の系列を施行する．2－2－2．次に検者は次の系列を実施する．

　　　　1－1－2－1－2－2－2－1－1－2

採点：誤りなし　3点，1～2回の誤り　2点，3回以上の誤り　1点，4回以上連続して検者と同じように叩く　0点．

6．把握行動

検者は患者の前に座り，患者の両方の手のひらを上に向けて，患者の膝の上に置く．検者は何も言わないか，あるいは患者の方を見ないで，両手を患者の手の近くに持ってゆき，両方の手のひらに触れる．そして患者が自発的に検者の手を握るかどうかを見る．もし患者が検者の手を握ったら，次のように言い，再度繰り返す．「こんどは手を握らないでください」

採点：患者が検者の手を握らない　3点，患者は戸惑って何をすればよいのか尋ねてくる　2点，患者は戸惑うことなく検者の手を握る　1点，患者は握らなくても良いと言われた後でも検者の手を握る　0点。

詳しくは，小野　剛（2001）を参照のこと。

7）作業検査

○内田クレペリン検査

　　　　　　　　　　　　　　　原作者　Kraepelin, E.
　　　　　　　　　　　　　　　作者　内田勇三郎　1933

　古い検査である。Kraepelin, E.（1856-1926）が精神作業を実験心理学的に研究するため考案した連続加算法である。数列が横に並んでいる横長の用紙を左から右へ加算させる。10位の数は省略し，1位の数のみ答を記入させる。練習は20秒ごとに行を換えさせながら2分間行い，検査の施行法を覚えさせる。検査は，1分ごとに行換えの指示を出しながら前期15分，後期15分行う。前期と後期の間に5分間休憩する。

　クレペリンは作業経過にともなう仕事量の変化を曲線で表し，それを規定する5種類の因子をあげている。すなわち，1．意志緊張　2．興奮　3．慣れ　4．練習　5．疲労　である。例えば，努力を要する仕事に着手する初期段階では，心身の緊張状態が平常より高いため作業量が高いが，これを「初頭努力」と言う。仕事が終わりに近づいたことを予期できると再度作業量が高まるが，これを「終末努力」と言う。また，休憩後の作業量は疲労回復と慣れにより休憩前のそれより高まるのが通常である。このように本検査は，簡単な一桁の加算作業を一定時間続行した時に描かれる作業曲線を通して，被検者の仕事ぶりや，それを規定する意志的機能の特性を見ようとするものである。

　内田勇三郎（1894～1966）はこれを性格診断するための心理検査とし

て標準化した。したがってこの検査の利用法には，人格診断的側面を重視する見方と作業検査としての側面を重視する立場とあり，社会復帰の可能性を診断する場合，復帰する仕事の種類によってはこの検査が役立つことがある。単純作業が正確に安定してできるかどうか，またその作業量についてなど，知能検査では得られない作業能力と同時に精神面についての情報も得られる。

## 8）人格検査

人格検査には投影法と質問紙法がある。質問紙法は基本的に自己評価であるため，臨床場面では信頼性に乏しいと筆者は考え，使用していない。人格検査としてはロールシャッハテストが信頼性が高いが，この検査は熟練を要するため，可能ならば専門家に依頼することが望ましい。

ここで紹介するＳＣＴは本来投影法の人格検査であり，マニュアルどおりに分析することはかなり難しく，ロールシャッハテストと同じく熟練を要する。しかし，マニュアルどおりに分析をせずとも作文を読み，それを材料として様々な角度から質問をすることにより，多くの情報が得られる大変有用な検査である。単に「文章を創る」だけの課題なので，抵抗感が少なく課題をこなすことができ，しかも内面が非常によく投影される。長時間を要するので，宿題として課してもよい。

本書は筆者の臨床を紹介する意味合いが強いので，もっと利用されてよいと筆者が考える使いやすい人格検査として本検査を紹介する。

○文章完成法検査（Sentence Completion Test，ＳＣＴ）

　　　　　　　　　　　　　　　作者　佐野勝男・槇田　仁
　　　　　　　　　　　　　　　　　　金子書房発行　1960年

テスト用紙に60種類の文章の導入部の言葉が示されており，それに続けて短文を作らせる。例えば「1．子供の頃，私は」「2．私は良く人

から」「3．私の失敗」などである。

　本来は，文章を作る過程で示される，人格の力動的ならびに類型的な特性を把握しようとする投影法による人格検査である。しかし，作文には思考力や分析力，総合的判断力，創造性，言語表現能力，視野の広さなどの知的能力が反映される。また，将来の希望や過去の経験，家庭や職場の環境条件や趣味についての情報なども得られ，知能診断にとっても宝の山である。

9）基本となる高次脳機能検査の種類と適用対象

　以下は，高次脳機能の基礎診断として適用する検査名と対象を，筆者が経験的に組み合わせたものである。


1．幼児，児童の一般的な知能診断
　　田中 Binet式知能検査（2歳児から16歳児に適用）
2．児童の知能診断で知能構造も知りたい時
　　WISCまたはWISC－R（5歳児から15歳児に適用）
3．健常な成人または軽度知能障害がある成人の知能診断
　　WAISまたはWAIS－R
　　Raven's Coloured Progressive Matrices
　　または，Raven's Standard Progressive Matrices
4．中等度以上の知能低下が予想される成人
　　鈴木 Binet式知能検査
　　Raven's Coloured Progressive Matrices
5．失語症患者
　　失語症検査（SLTAまたはWAB）
　　WAISまたはWAIS－Rの動作性検査
　　Raven's Standard Progressive Matrices

　　　　または Raven's Coloured Progressive Matrices
6．中等度以上の知能低下が予想される失語症患者
　　失語症検査
　　鈴木 Binet式知能検査で動作性の課題のみ施行
　　Raven's Coloured Progressive Matrices
7．運動障害がある成人
　　ＷＡＩＳまたはＷＡＩＳ－Ｒの言語性検査
　　および Raven's Standard Progressive Matrices
　　または Raven's Coloured Progressive Matrices
8．中等度以上の知能低下が予想される運動障害がある成人
　　鈴木 Binet式知能検査の動作を要しない課題
　　Raven's Coloured Prgressive Matrices
9．視力障害がある成人
　　ＷＡＩＳまたはＷＡＩＳ－Ｒの言語性検査
10．中等度以上の知能低下が予想される視力障害がある成人
　　鈴木Binet式知能検査の言語性課題
11．失語症と運動障害を合併する子供または成人
　　失語症検査
　　Raven's Standard Progressive Matrices
　　または Raven's Coloured Matrices

　なお幼児，児童は年齢に応じて，ＷＡＩＳ，ＷＡＩＳ－Ｒのところがで ＷＰＰＳＩまたはＷＩＳＣ，ＷＩＳＣ－Ｒに代わる。
　これらの知能検査や失語症検査を軸に，さらに患者の症状に応じた各種の心理検査や神経心理学的検査を選択し，あるいは作製して施行し，それらの結果を総合して高次脳機能診断を行う。

## 5. 自 験 例

　以下に，筆者の臨床経験の中で特に印象深く忘れがたい自験例13例を紹介する。知能診断の枠を越えて治療的な関わりを持った症例もあり，すでに論文として報告したものも含まれる。詳しく記録が残っているものも，メモ程度の記録しかないものもあるが，なるべく多様な症状を持つ症例を選んだつもりである。
　高次脳機能診断において最も大切なことは患者の症状をよく観察し，その現象を客観的に知ることである。そのための手段として各種の心理検査や神経心理学的検査を施行するのであり，既存の検査で不足の場合は症状に合わせて自分で検査を作製することもある。患者の特徴ある行動や発した言葉が症状を表す重要な役割を果たすことも多い。
　プライバシー保護のためできるだけ古い症例を中心とし，ある部分はあえて記述しなかった。

症例1　左半側空間無視A
　　多発性脳梗塞　男性　64歳　大卒　自営業　右利き

　朝，目が覚めると左半身が上肢，下肢ともに麻痺しており，動かすことができなかった。知覚もなかった。某総合病院で多発性脳梗塞と診断され治療を受けた結果，麻痺は左手の握力がやや弱いことを除き，日常生活にほぼ支障がないほどに回復した。しかし，左半側空間無視があるため，その精査と訓練を受けることを目的に，某リハビリテーション病院に入院した。入院した時点で，左側に置いてあるおかずに手をつけない，左方に曲がれない，歩行中左半身が壁や物にぶつかる，髭を左半分

そり残すなどの症状が認められている。一人で歩くことはできたが，左側を無視して見ないため危険で，外出には介助が必要であった。また，文章を読んでもテレビを見ても意味が理解できない，計算ができない，文章が書けないなどの訴えがあった。

血圧，呼吸，循環器系などの身体状況は，入院前から訓練を終結した日まで安定した状態を維持でき，運動機能や知覚もほぼ正常であった。聴覚による言語理解力は高く，日常会話には何ら支障がなかった。また，社会復帰に対する意欲が強く，検査や訓練に協力的であった。およそ2年間に及ぶ訓練により無視症状は改善し，日常生活も自立したが，構成課題や描画における異常は最後まで改善しなかった。

＜医学的検査＞

脳CTscan：右半球に左半球より強い萎縮が認められ，また，右大脳半球の頭頂葉から側頭葉および後頭葉，内包にかけて多数の梗塞像が認められた（図13）。

視力：右裸眼視力　0.7，　矯正視力　0.9
　　　左裸眼視力　0.7，　矯正視力　0.7

視野：Goldmann視野計の動的検査により左下同名1/4 半盲*が認められた（図14）。14カ月後の再検でも同様であった。

＜心理検査・神経心理学的検査＞

WAIS：VIQ90，PIQ60，TIQ81

| 言語性検査 | | | 動作性検査 | | | |
|---|---|---|---|---|---|---|
| | 粗点 | 評価点(0～19) | | 粗点 | 評価点 | 粗点　評価点(0～19) |
| | 1回目 | 1回目 | | 1回目 | 1回目 | 2回目　2回目 |
| 1. 一般的知識 | 7 | 6 | 7. 符号問題 | 17 | 4 | 21　　5 |
| 2. 一般的理解 | 14 | 11 | 8. 絵画完成 | 4 | 4 | 10　　7 |
| 3. 算数問題 | 4 | 5 | 9. 積木問題 | 8 | 3 | 8　　3 |
| 4. 類似問題 | 7 | 7 | 10. 絵画配列 | 6 | 4 | 12　　7 |
| 5. 数唱問題 | 7 | 5 | 11. 組合せ問題 | 12 | 4 | 8　　3 |
| 6. 単語問題 | 22 | 9 | | | | |

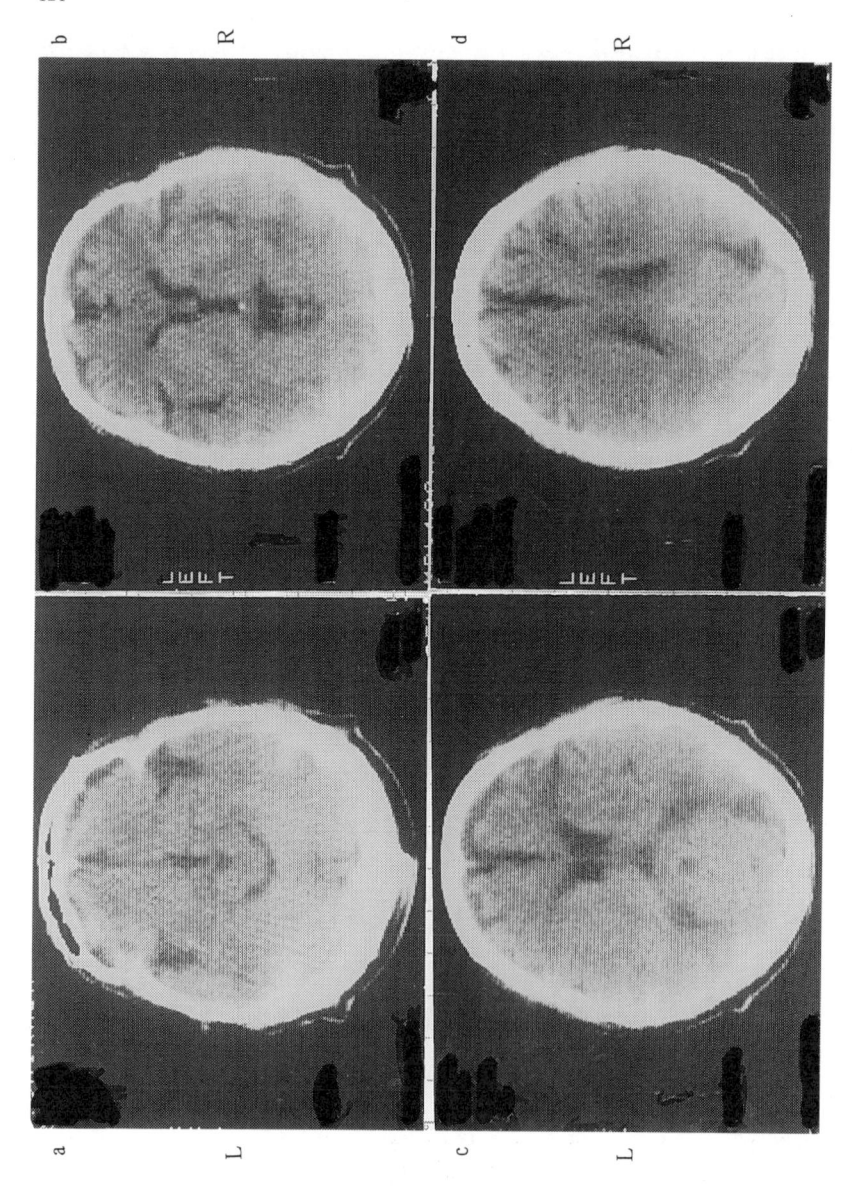

図13 CT scan 断層の間隔は1cm，黒い部分は低吸収域，この場合，左右非対称の低吸収域が梗塞像とみられる

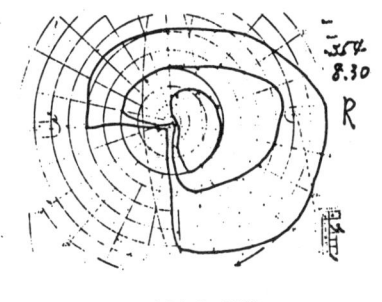

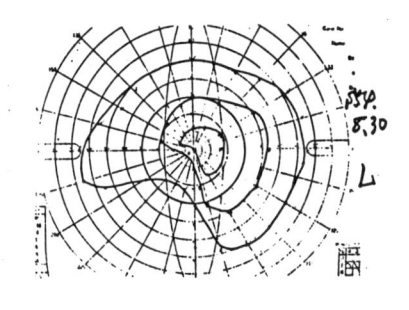

症例1　左半側空間無視A　125

a　S54.8.30 R　　　　　　b　S54.8.30 L
図14

　下位検査の結果からわかるように，積木問題（評価点3/20）と組み合わせ問題（評価点4/20）の成績に顕著な低下を示した。訓練により無視がある程度改善した2年後の再検では，ＰＩＱが78に回復した。しかし，積木問題と組み合わせ問題の成績は回復しなかった。
　Bender Test：9個の図形のうちfig.A,3,4,7,8の左半側に欠落を認めた。形態の歪みはなかった（図15）。
　左半側空間無視のスクリーニングテスト：変法抹消テスト（図16$a_1$）では，「リンゴがいくつあるか数えながら番号をつけて下さい」と教示した。右上方から数え始めたが，たった今1と書いたばかりの同じリンゴに2と書き，7を2回数え，左側の約1/3を数え落とした。検者に「まだあるのではありませんか」と尋ねられても，「全て数えました」と主張し，数え残した部分を指摘されると初めて驚きをもって誤りに気づいた。図16bは絵の模写であるが，モデル画のほぼ左半分を描き落としているにもかかわらず，「もう描く所はありませんか」と尋ねると，「ありません」と答えた。
　図16cは文章の模写である。上半分のモデルを模写させたが，各行の左端にそれがなくとも意味が通じるような副詞や形容詞を配しておいたところ，その部分を抜いて模写した。また，家族全員が居間で寛いでいる状況画（図16d）を提示して，何の絵であるか説明させたところ，「男

の子の部屋です。今，男の子が新聞を持って自分の部屋に入ってきたところです。」と述べ，絵の向かって右側約1/3についての説明しかしなかった。

　図16eは筆算の一例を示した。左側にまだ数字があるにもかかわらず，これを無視してしまうので正解に至らない。加算では右側の1桁の6と5を加えて11と書き，それを放置したまま次の桁を加えている。減算では左側の3を無視しているが，05という解答が不自然であることに気づいていない。この種の誤り方は，無視症状を伴わない半盲患者には生じない。このように，さまざまな課題を施行すると，左半側空間無視は単なる視野欠損とは明らかに異なる障害であることがわかる。直線を等分割させる課題では，「真ん中と思う所に印をつけて下さい」と教示した（図16f）。図16gはモデルを見ながら，モデルと同じ位置にある点と点を直線で結ぶ課題である。モデルと同じ点を同定するのが困難であった。

　本例には顕著な左半側空間無視があったが，訓練に対する意欲が強く，言語性の知能も高かったので，難しいと言われていた訓練にあえて取り組んだ。入院中の3カ月間は週2回（1回1時間），退院後2年間は月1回，片道3時間をかけて訓練に通院してきた。

　訓練は抹消テスト，迷路，状況画を説明させること，絵の呼称，絵の模写，描画，構成課題，計算など机上の訓練が主体であった。また妻の協力を得て，宿題として簡単な日記をつけさせた。課題終了後，見落としや書き残しを指摘した。刺激図形やプリントは180度回転させると左右が逆転し，それまで左半側であった部分が右半側になるので自ら誤りに気づき，自分で訂正することができた。また，右側から見てゆくと途中で中止してしまうため，必ず用紙の左端を確認して左側から右方向に向かって視線を動かすよう指導した。これらの課題では，単に誤りに気づかせるだけで無視は激減し，ほぼ1カ月後には90％の正解率に達した。例えば，状況画の説明では「家族が居間で団欒している」と答え，ひとりひとりの動作について説明した。抹消テストでは，かなり難易度の高

い（抹消する図や絵の数が多い課題）でもほとんど見落としがなくなった（図16a$_2$）。図16a$_3$は視線の動きを示す。左上からスタートすること，終了後，左側を見直すことは容易に習慣化できた。

絵の模写も稚拙ではあるが，欠損はほとんどなくなった（図16b$_2$）。しかし，いったん描き落としなく模写できるようになった後にも，時に大きな描き落としが再出現することがあった。図16hは何も見ずに描いた風景画（自由画）である。大きな厚紙（55×80cm）を与えたが，用紙が小さい場合と同様，用紙の左約1／3を空白にしているばかりか，描かれている家の絵も，その左側に描き落としがある。

図16i$_{1, 2, 3}$は訓練の経過中に描いた自画像で，何も見ずに描いた。図16i$_1$は訓練初期のものであるが，筆者に依頼される前段階で，医師やＰＴ訓練士の手により同じ課題を課されていたため，左側を描き落とさないよう努力して何度も線を引いている。左半側の描き落としは少ないが，ボディイメージが崩壊していることが示唆される。図16i$_2$は訓練開始後2カ月半の自画像の描画であるが，右手足（向かって左側）を異常に大きく描いている。図16i$_3$はその9日後の描画であるが，すでに描かれた右手の先にさらにもう1回，手を描いている（右手の先に描いた物を指して，本例に「これは何ですか」と尋ねると，「手です」と答えた）。

図17に訓練の成績表を示した。顕著な改善を認めた課題は○，やや改善を認めた課題は△，改善を認めなかった課題は×で示した。

3カ月後には，日常生活で物にぶつかる，物が見つからないといった不自由さはなくなったと本人も妻も報告している。しかしなお，通院途中に混雑する乗換駅でしばしば左側の人にぶつかると訴えていたが，発症後半年にはそれもなくなり，1年後にはひとりで散歩ができるようになった。

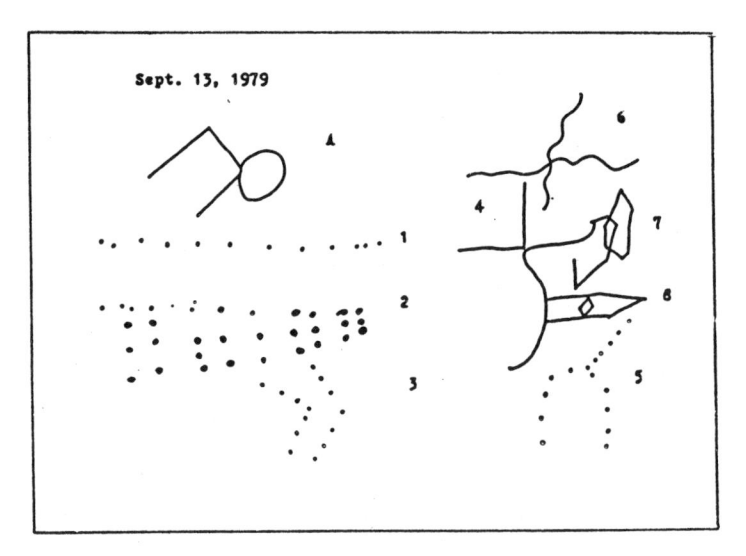

図15

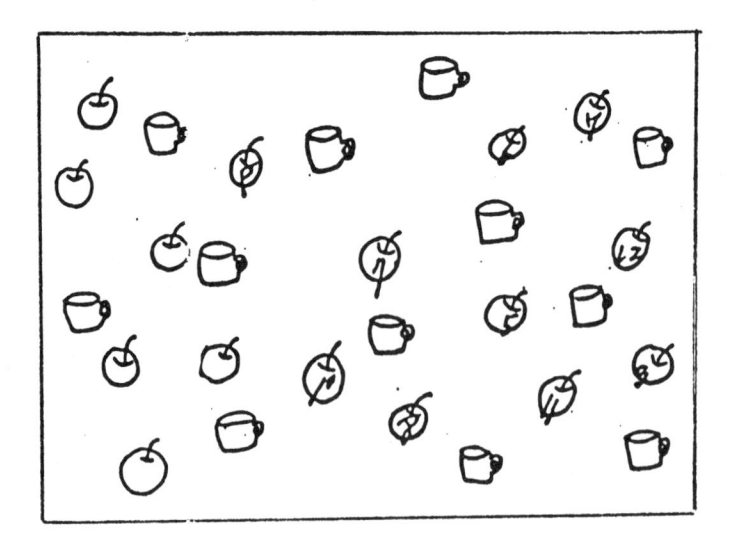

図16 a

症例1　左半側空間無視A　　129

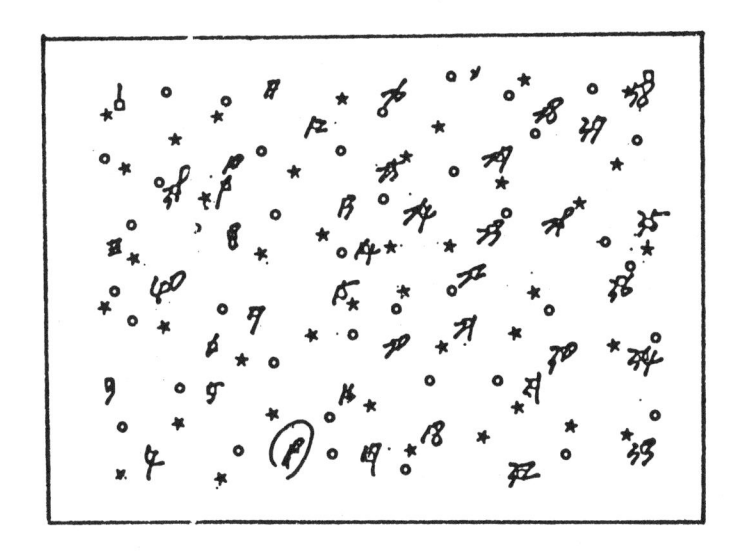

図16a₂

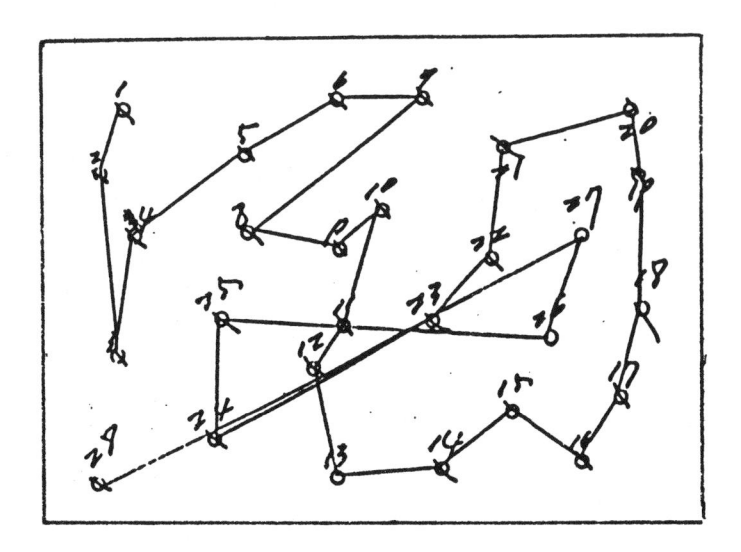

図16a₃

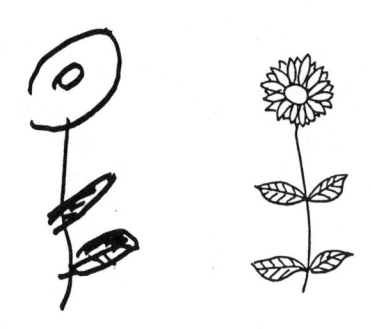

図16b₁　1979.9.13(木)

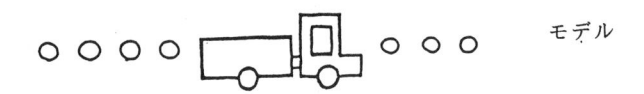

モデル

訓練前

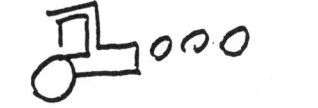

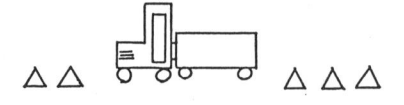

模写

モデル

訓練後

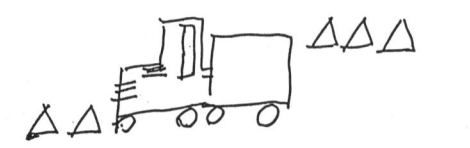

模写

図16b₂　1979.10.18(木)

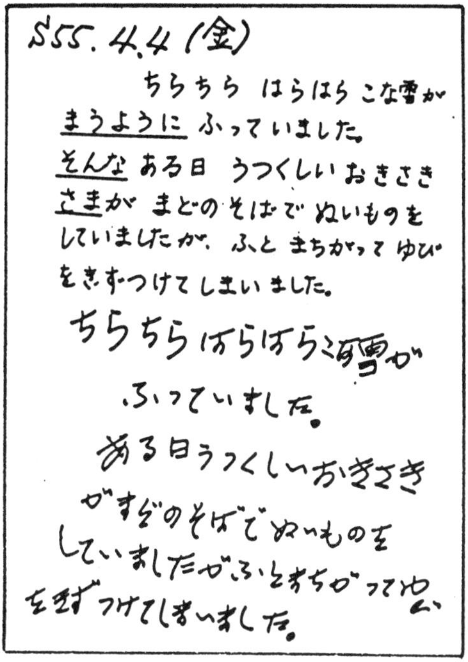

症例1　左半側空間無視A　131

S55. 4.4 (金)
　　　ちらちら はらはら こな雪が
まうように ふっていました。
そんな ある日 うつくしい おきさき
さまが まどのそばで ぬいものを
していましたが、ふと まちがって ゆび
をきずつけて しまいました。

ちらちら はらはらこな雪が
ふっていました。
ある日うつくしいおきさき
がまどのそばでぬいものを
していましたがふとまちがって
をきずつけてしまいました。

図16c

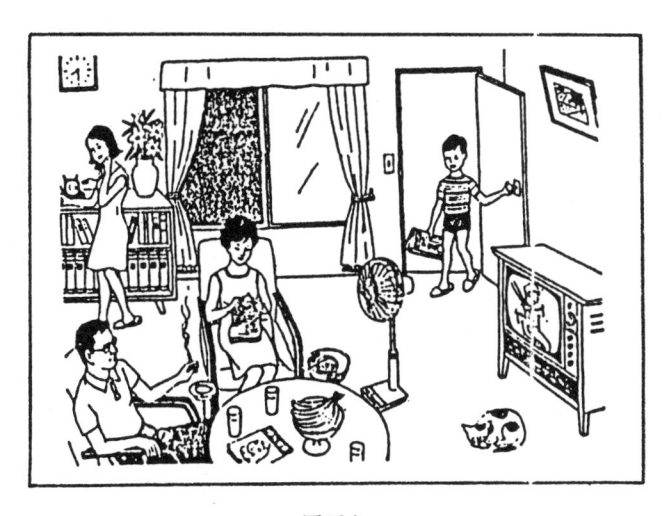

図16d

S5年 12.6(木)

```
   2 9 8
 ×   1 3
 ─────────
     8 9 4
   2 9 8
 ─────────
   3 8 7 4
```

計算 S54.11.27.

```
  4 5 6        3 1 8
+   2 5      −   1 3
─────────    ─────────
  4 7 1 1        0 5
```

図16e

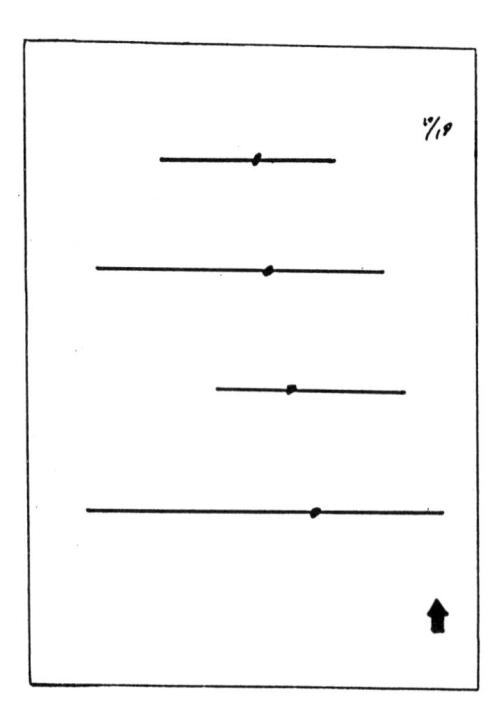

図16f₁

症例1　左半側空間無視A　133

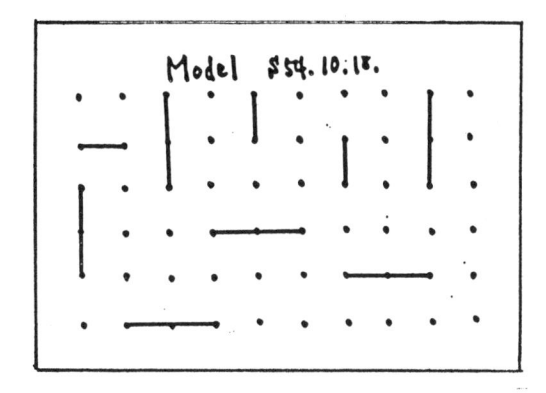

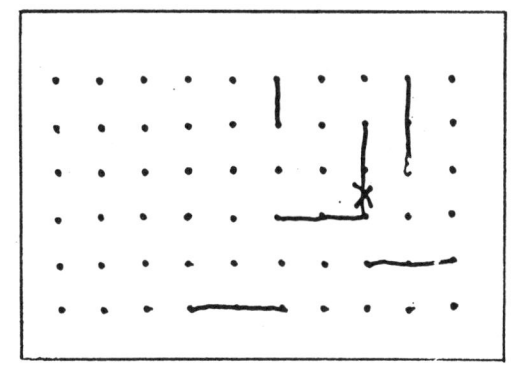

図16g

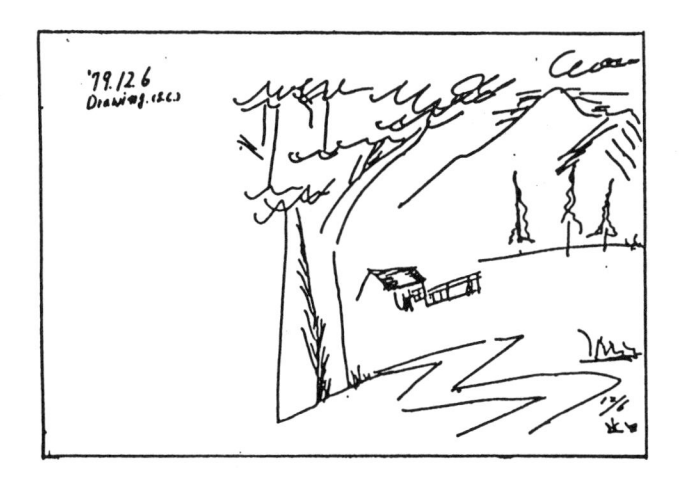

図16h

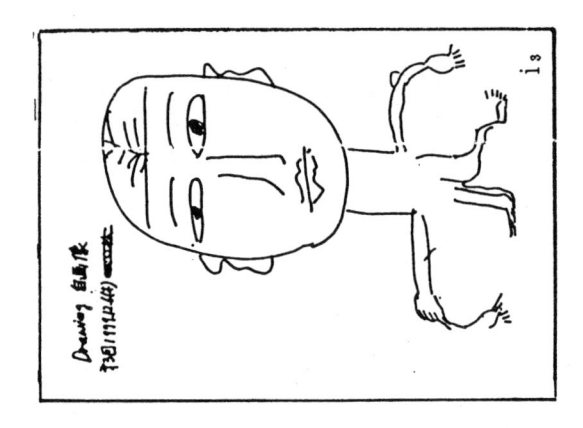

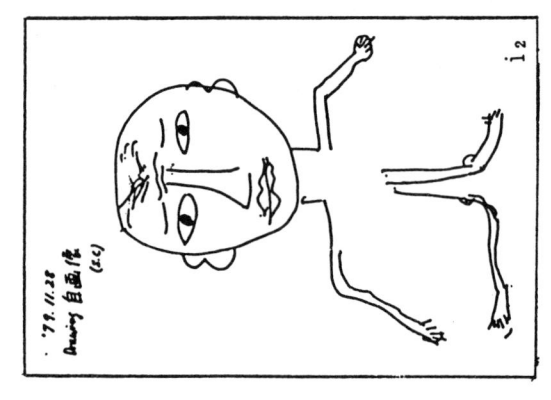

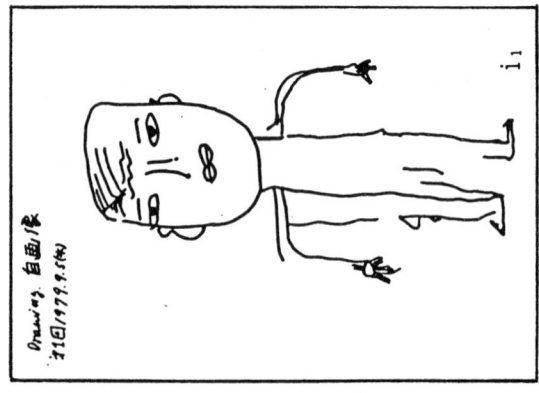

図16 i

○ 顕著な改善が認められた課題
△ 困難ではあったが、ある程度の改善を認めた課
× 改善が認められなかった課題

| 課題の種類 | 訓練期間 | 訓練成績 | 訓練成績 |
|---|---|---|---|
| 1. 抹消テスト | 1979, 09 ～10 | ○ | 訓練後も難易度の高い課題では時に左下の1個を見落とす子とがあった |
| 2. 絵単語の呼称 | 1979, 09 ～10 | ○ | B4の厚紙に色付きの動物や花などを一面に無作為に張りつけた刺激 |
| 3. 状況画の説明 | 1979, 09 ～10 | ○ | |
| 4. 直線の等分割 | 1979, 9 ～10 | ○ | 訓練中も訓練後も時に過代償(中央点が左方に寄り過ぎ)の傾向あり |
| 5. 点つなぎ | 1979, 10 ～11 | △ | 座標を作ると著しく改善した |
| スタンプ押し | 1979, 10 ～11 | | |
| 6. 計算 a 電算機 | 1979, 9 ～12 | ○ | |
| b 筆算 | 1982, 5 ～ 7 | × | |
| 7. 文章 a 模写 | 1979, 10 ～11 | ○ | |
| b 作文 | 1983, 5 ～'84, | △ | |
| 8. 三角版構成課題 | 1979, 11 ～12 | × | |
| | 1983, 1 ～'84, | | |
| 9. 絵画構成課題 | 1979, 11 ～12 | × | |
| | 1983, 1 ～'84, | | |
| 10. 図形と絵の模写 | 不定期 | △ | 訓練後も時により、模写の欠落が出現した |
| 11. 描画 | 1979, 9 ～12 | × | 月に1回 |
| | 1980, 1 ～1984 | | 半年に1回 |

図17 訓練成績

〔本例は単に左側に視線を向けることにより解決できる,易しい課題(たとえば抹消テスト,絵の呼称,状況画の説明,直線の等分割など)での改善は短期間の訓練で著しい効果を上げることができた。しかし,本例にとって課題そのものが難しい場合には,左半側(空間)無視の改善は遅々として進まなかった。例えば,モデルを見ながらモデルと同じになるように点と点をつなぐ課題,複数の三角形のプレートからある形を構成する課題,描画など構成力を要する課題や筆算においてそうであった。課題が難しいと,右半側でその解決に気を取られ,左半側へ注意を向けることを忘れてしまうかのように観察された。すなわち,訓練によって改善したのは「左側を見落とさないように注意すること」であり,左側に身体や顔を向けて見ることが習慣化したためであった。本例の場合,おそらく最後まで対象物が欠けて見えていることを自覚できなかったであろうと推測される。

直線を等分割する課題では,訓練が進むにつれて中点がむしろ左に寄り過ぎる行為が出現したが,これは左側にまだ延びている直線があるはずだと見当をつけて中点をつけたものと考えられ,左先端を見届けていないことを示すものであろう。

さらに,非常に不可解であったのは,訓練が進むにつれて,毎月描いている自画像が改善を示すどころかむしろ奇怪な絵に変貌していったことである。中でも,右手足を異常に大きく描いたり,たった今描いた右手(絵に向かって左側にある)の先に,さらにもう1回手を描いた異常さは衝撃的であった。その上,これは何かと尋ねられ,2回描いた手を見ながら平然と「手です」と答え,なおその異常さに気がつかなかったのは劇的としか言いようがない。

自画像の描画を継続して描かせた経過から,本例には表象そのものに歪みがあることが示唆された。右手足を過大に描いたのは,左半側にあるものを描き落としてはならないと注意する気持ちが強いあまりの過代償の行為であり,右手を2回描いたのも,完全な表象が想い浮かばない

にもかかわらず，右手を描かなければならないとの気持ちが強いために生じた，やはり過代償の現象であると考えられた。

これらの経過から，本例の無視は左半側に対する注意の障害と表象そのものの歪みや欠落の双方により生じたものであることが推察された。訓練により改善できたのは，限られた条件下での注意の障害のみであり，表象の歪みや欠落は全く改善できなかった。

なお，本例は左下同名1/4半盲があったが，訓練によりほぼ左半側を見落とさなくなった時点で再度視野測定をした結果，訓練前とほとんど同じであった。このことから，無視症状の重症度は視野欠損の大きさとほとんど関連がないであろうことが示唆された。〕（中野，1992）

## 症例2　左半側空間無視B
　　　脳梗塞　男性　高卒　会社員　44歳　右利き

34歳で脳梗塞を発症し，左片麻痺となった。しかし，一人で歩行できるまでに回復し，職場に復帰することができた。当時，半盲や左半側空間無視の有無については不詳である。また，44歳で交通事故に遭い，頭部外傷のため2週間意識喪失となった。後遺症で再度左片麻痺となり，翌年リハビリを目的に某リハビリテーション病院に入院した。車椅子で移動中しばしば左側の壁や物にぶつかるが，そのことに無頓着で，何度ぶつかっても行動修正ができなかった。食事の時も，左側に置いてあるおかずに手をつけず，何度注意されても同じであった。さらに，時と場所の見当識障害と近時記憶（記銘力）の障害があるほか性格変化があり，不機嫌で興奮し易く，深刻さのなさや作話傾向が認められた。これらの症状に対する自覚はなかった（病態失認）。

＜医学的検査＞
　脳CT scan：軽度から中度の脳室拡大と，右前頭葉から頭頂葉にかけての低吸収域を認め，梗塞像と診断された。

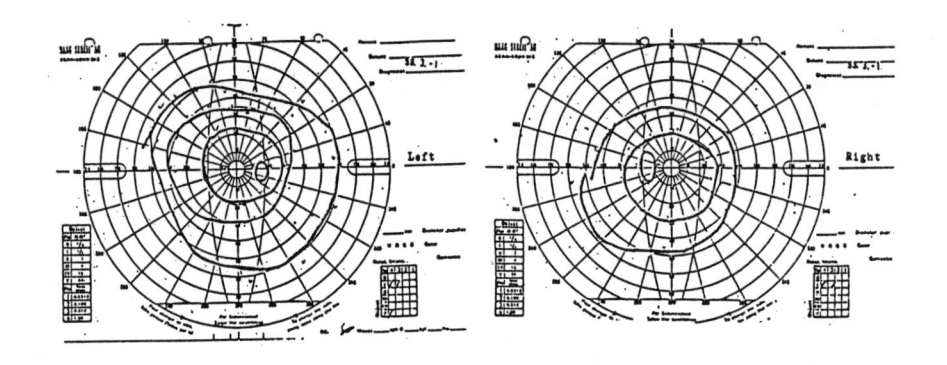

図18 (March 1, 1984)

視　力：右裸眼視力　0.2　　右矯正視力　1.0
　　　　左裸眼視力　0.4　　左矯正視力　0.9
視　野：Goldmann視野計により，経過中数回繰り返し検査したが，視野欠損はなかった（図18）。

＜心理検査・神経心理学的検査＞
WAIS：VIQ100，PIQ69以下，TIQ82，VIQ＞PIQ
動作性知能の著しい低下を認める。下位検査の結果は以下のとおりである。

|   | 言語性検査 | | | 動作性検査 | |
|---|---|---|---|---|---|
|   | 粗点 | 評価点(0〜19) |   | 粗点 | 評価点(0〜19) |
| 1. 一般的知識 | 16 | 11 | 7. 符号問題 | 16 | 4 |
| 2. 一般的理解 | 15 | 12 | 8. 絵画完成 | 10 | 7 |
| 3. 算数問題 | 9 | 9 | 9. 積木問題 | 16 | 5 |
| 4. 類似問題 | 4 | 6 | 10. 絵画配列 | 4 | 3 |
| 5. 数唱問題 | 12 | 11 | 11. 組合せ問題 | 6 | 2 |
| 6. 単語問題 | 33 | 12 |   |   |   |

左半側空間無視のスクリーニングテスト：図19a から図19e に示されるように，明らかな無視傾向を示すもの（絵の模写，描画）と全く示さないもの（抹消テストと直線の等分割）とある。
　〔本例は顕著な左半側空間無視症状を呈しているが，半盲がない。このことは，左半側空間無視が視野欠損を原因として起こるのではないことを示唆している。女性の顔写真の模写では，顔のまさに左半分が脱落した劇的な絵を描いているにもかかわらず，向かって右半側は耳飾りまで詳細に描いている（図19a）。B 4 紙を横に使用したが，左側を大きく空白のまま残して，用紙の右端に寄せて描いている。
　文章の模写においても，行が下がるにつれて右へ右へと寄っている（図19b）。にもかかわらず，抹消テストで見落としがない（図19c)ことや直線の等分割が正確にできる（図19d)のは，視野欠損がないことと関連があるのではないかと推察された。
　時計の文字盤の描画は手本を見ずに描いているが，文字盤の左半分は空白で，右半分に 1 から11時までを書きこんでいる（図18e）。これも無視症状がない半盲患者では出現しない誤りであり，左半側空間無視が単なる視野欠損とは異なり，より表象自体に関わる障害である可能性を示唆している。なお，写真の模写に比較すると，実際の人物の顔の模写（図19f)やモデルを見ずに描く人物画（自画像）は欠落が少ない（図19g ）。〕（Nakano, 1987）
　左半側空間無視患者の自画像は，明らかにボディイメージが崩壊していることを予測させるものと，全く崩壊がなく，まさに左半側の欠落のみを示すものとがある。自験例から多様な自画像を示す（図20-1, 2）。

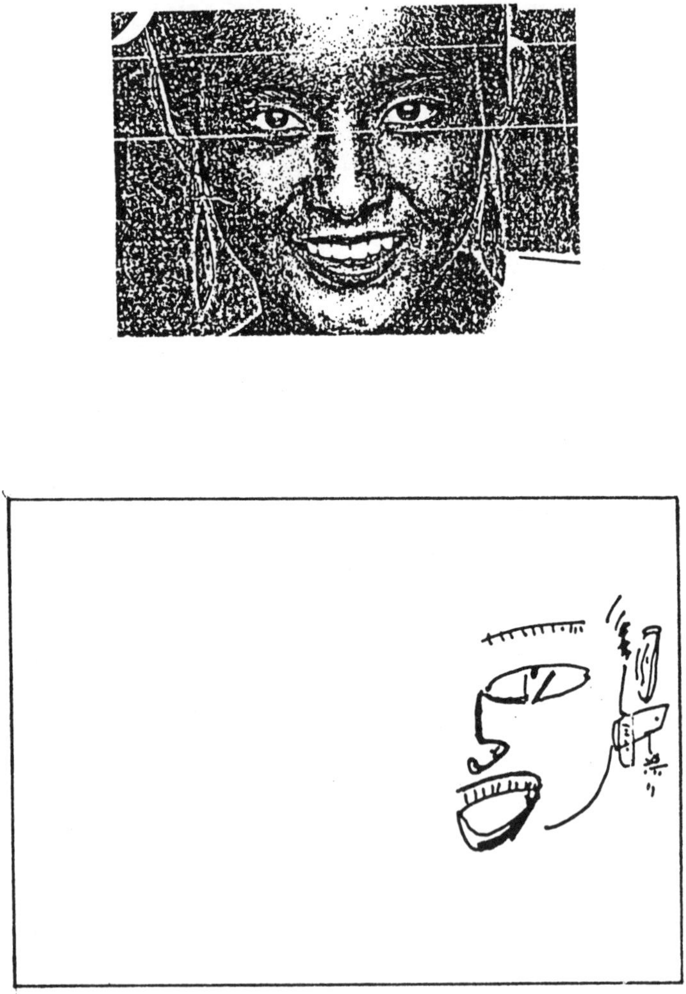

図19a　顔のモデル

症例2　左半側空間無視B

図19b　横文字文章の模写（s59.3.9 施行）

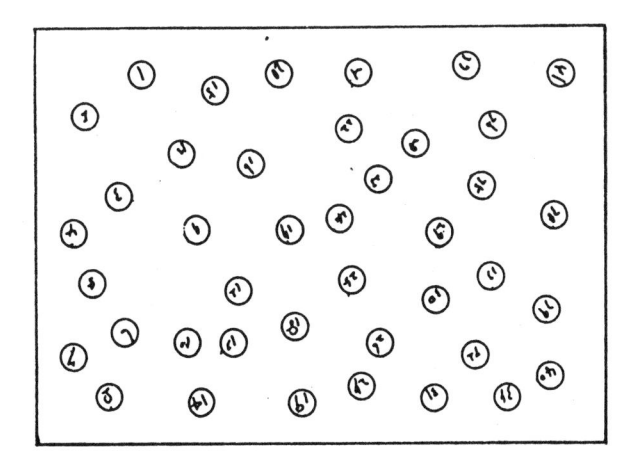

図19c　（S59.3.9 施行）

図19d （S59.3.9 施行）

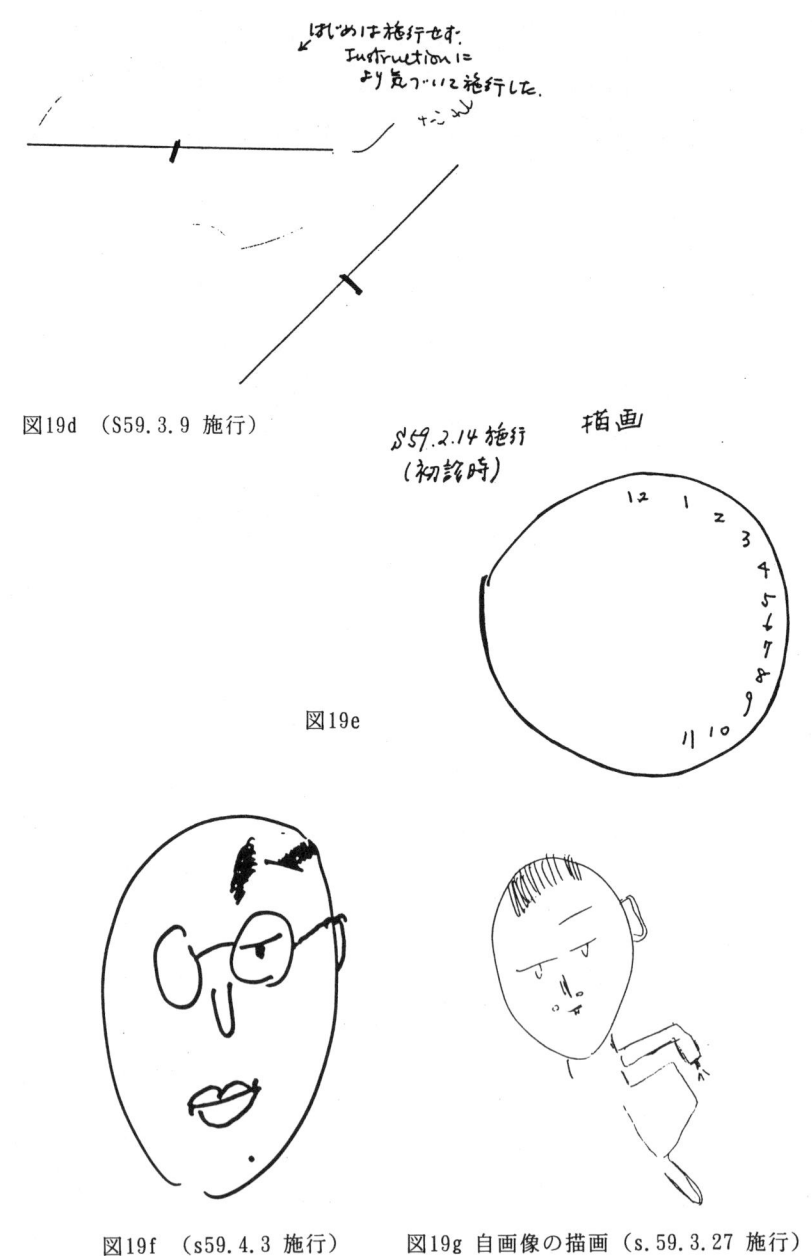

図19e

図19f （s59.4.3 施行）　　図19g 自画像の描画（s.59.3.27 施行）

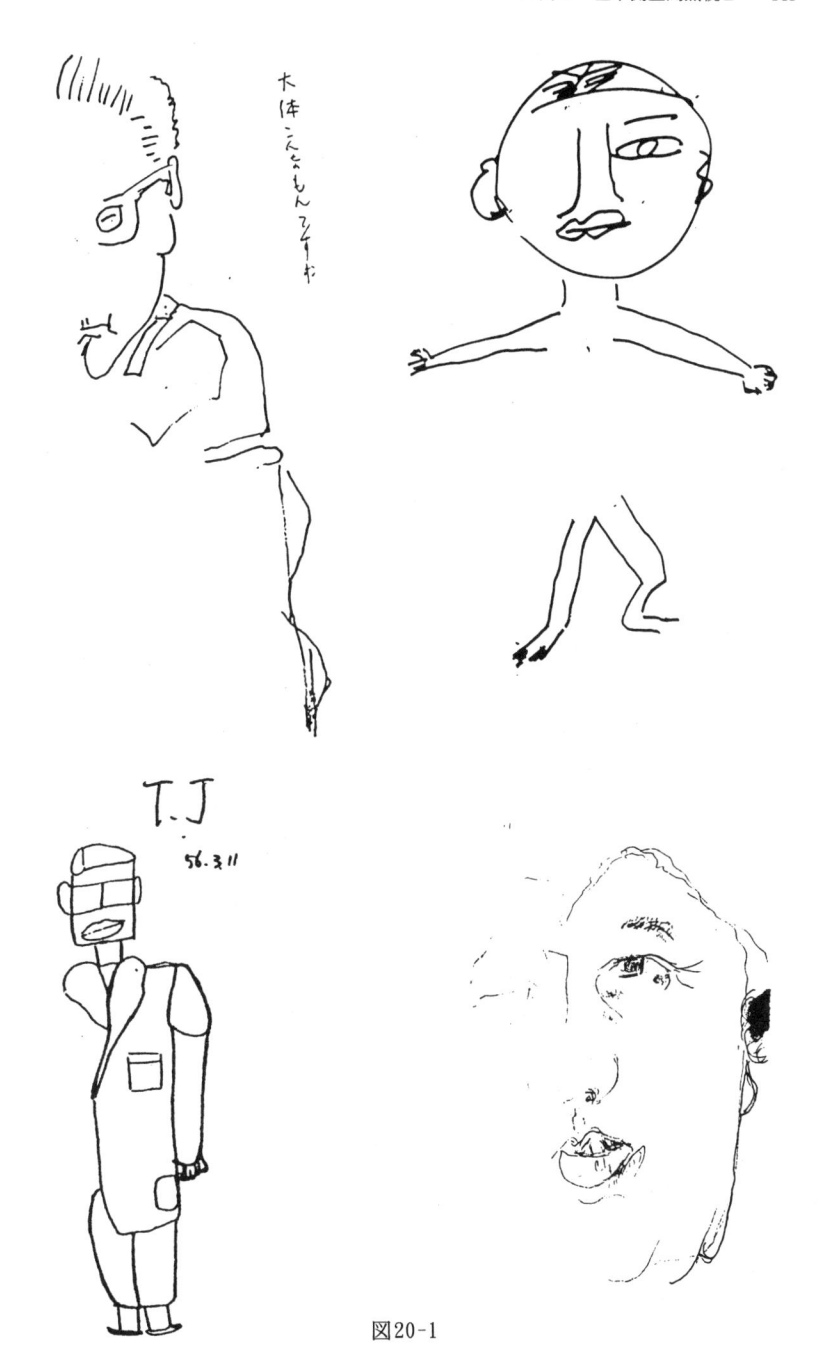

症例2　左半側空間無視B　143

大体こんなもんですか

T.J
56.3.11

図20-1

55年PIP

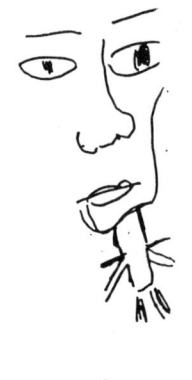

57.3.7.

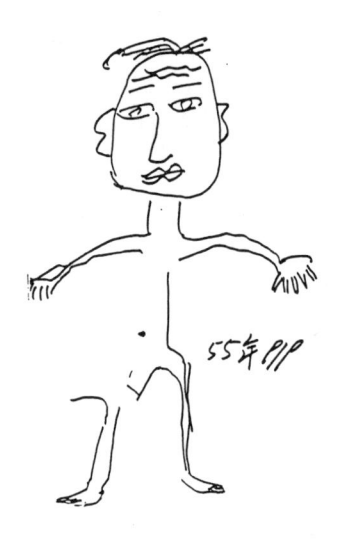

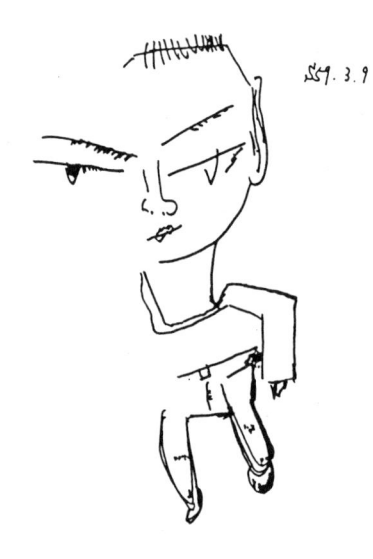

59.3.9

描画.
「自画像を描いて下さい」と教示.

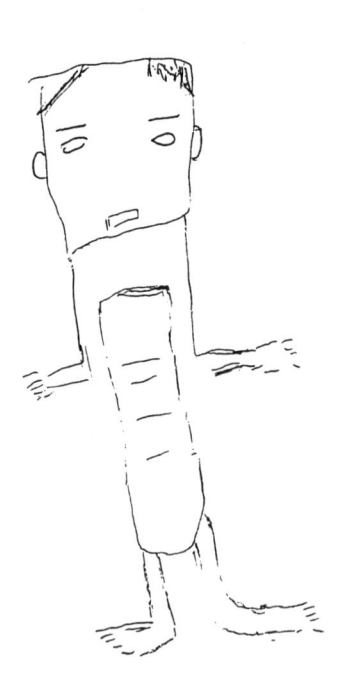

図20-2

## 症例3　半　盲

脳動静脈奇形（AVM）*　　男性　大卒　会社員　28歳　右利き

　20歳で右後頭葉深部の脳動静脈奇形によるクモ膜下出血*に罹患し，血腫除去手術を受けた。術後左同名半盲（視野欠損）となったが，職場復帰して事務と簡単な設計の仕事を手掛けていた。しかし，7年後に再発して再度手術を受けた。この際，血腫除去手術と同時にAVM摘出術を受けたが，完全には摘出できなかった。術後左片麻痺となったが，再度職場復帰した。ところが，2カ月後に再々発し，3回目の手術でAVMを完全摘出した。手術後，やはり同じ仕事に復帰し，術前と同様設計の仕事にも従事している。物体が欠けて見えることはないが，左側ですれ違う人を見落としてぶつかることや，左側に描いてある細かいものを見落とすことがあった。本例はその対策として，常にそれを自覚するように努め，物を見る時は顔を斜めに向け，右目を多く使うようにして克服したと述べている。

＜医学的検査＞

　脳CTscan：（3回目の術後）右後頭葉深部に low density area が広範囲にみられ，一部頭頂葉にかかっている可能性がある。右内包にも及んでいる。

　視力：裸眼視力　左右とも 0.2，矯正視力　左右とも 1.2

　視野検査(Goldmann 視野計による)：黄斑部回避による左同名半盲（図21）

＜神経心理学的検査＞

　この症例に左半側空間無視のスクリーニングテストを施行したが，図22a から図22c に示すように，いずれも欠損を認めなかった。

　〔本例にはきれいな半盲があるにもかかわらず，左半側空間無視のス

図21

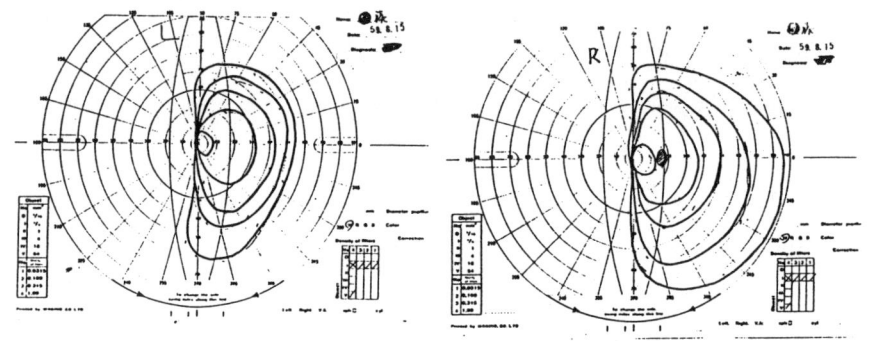

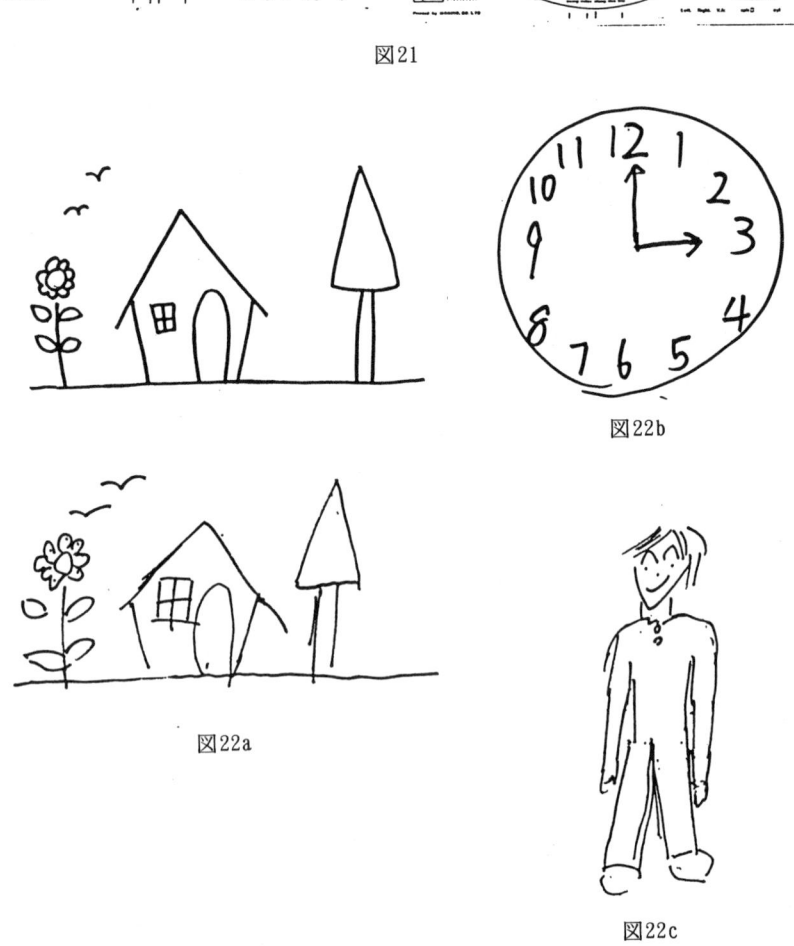

図22a

図22b

図22c

クリーニングテストでは何ら障害を示さず，無視患者であれば考えられない設計や事務の仕事に復帰している。無視を伴わない半盲患者でも，不注意で物にぶつかることや見落としによる誤りはある（抹消テストで欠落があることがある）が，よく知っている事物を模写したり，モデルを見ないで描く絵で，左半分を描き残して気がつかないということはない。

〔本例は自ら述べているように，視野が欠けていて見えない部分があることを自覚し，それを克服すべく工夫して対策をたて，実行することができているため，事務や設計といった視野欠損の患者にとって最も苦手なはずの，視覚を使う仕事に復帰することができたのである。無視患者にはこのような障害に対する自覚がないため，当然ながらそれを克服する努力もできないのである。無視患者の最も重大な症状は，まさに無視であり，無視していることに気づかないことなのである。多くの無視患者に視野欠損を伴うため，左側を見ないのは見えないからであろうと誤解され易いが，症例2で示したように重度の無視患者に視野欠損がない場合もあるのである。おそらく，顕著な無視症状を生じるためには広範囲にわたる病巣があることが多い故に，視野欠損も伴うことが多いのであろうと考えられる。

左半側無視の発現のメカニズムに関しては諸説があるが，症例により症状も多様かつ複雑で，単一のメカニズムで説明するのは困難であるとの見解がある。ここで呈示した3例と複数の無視患者の描いた自画像から，左半側空間無視に関して以下の事項が示唆された。

1．視野欠損が原因で生じるのではないこと
2．視野欠損の大きさと無視の重症度とは関係がないこと
3．左半側に注意を向けること自体の困難さがあること
4．表象障害や構成障害を伴う場合があること
5．ボディイメージの崩壊がある者とない者がいること
6．左半側の欠損に対する無頓着さや病識のなさが，単なる半盲と無

視を見分ける指標となること〕

## 症例 4　記憶障害 A
　一過性全健忘＊　女性　52歳　高卒　主婦　右利き

　息子とともにゴルフの練習場で打ち出しをしている最中に，突然ボーとして「私，何だかおかしい。今何やってるのかわからない」，「頭の中が真っ白だ」と言い，同じことを繰り返し質問し始めた。驚いた息子が車で自宅に連れて帰ったが，前日自分で生けた花が玄関に飾ってあるのを見て，「これ誰が生けたの」と尋ね，また自分のワンピースが部屋に吊るしてあるのを見て，「あれ誰のワンピース？」と尋ねた。何度も血圧を測定したにもかかわらず，数秒おきに「血圧測る」と言い，事の重大さに気づいた家族が夜分急患として病院に連れて行き，脳外科に緊急入院となった。病院に向かう車中でも「血圧を測ってくればよかった」，「どこに行くの」，と同じ質問をひっきりなしに繰り返したと言う。
　当直医が現在の首相は誰かと質問すると，「海部さん」（1年以上前の首相）と答えた。最近何かショックを受けるような出来事はなかったかと尋ねると，「ない」と答えたため，家族が「半年前に親戚の○○さんが急死してショックだったでしょう」と言うと，「え，○○さんが亡くなったの」と驚いたという。翌朝早く家族が来院し，開口一番首相の名を尋ねると「宮沢さん」（正解）と答え，記憶障害は回復していた。
　発症の翌日施行したＷＡＩＳをはじめ，東大脳研式記銘力検査，Benton視覚記銘力検査，ＭＭＳ言語記憶検査などすべての検査において異常はなかった。

＜医学的検査＞
　脳ＣＴscan：異常なし
　その他の医学的検査：異常なし
＜心理検査・神経心理学的検査＞

ＷＡＩＳ－Ｒ：ＶＩＱ 106，ＰＩＱ 104，ＴＩＱ 106
　　Raven's Standard Progressive Matrices: total score 43, 90th %, Grade 2⁺（図23）
　S-Binet Test :（43問は8/15，44問は1.5/2 で10歳級の正解率）
　　　　　43問　文章の内容に関する記憶　　11/15
　　　　　44問　2つの図形の記憶　　　　　1.5/2.0
　ＭＭＳ言語記憶検査：有意味綴り　25　　superior
　　　　　　　　　　　無意味綴り　22　　superior
　Benton　視覚記銘力検査：正確数 7　誤謬数 4　省略 0　歪み 2
　　　　　　　　　　　保続 0　回転 0　置き違い 1　大きさ 0
　　　　　　　　　　　Ｌ 1　Ｒ 3　異常なし
　Wisconsin Card Sorting Test :
　　　　　　　　R-Milner法　CA 5，P₁ 1，OE 3，NE 9，TrE 7
　　　　　　　　R-Nelson法　CA 6，TrE 0
　　　　　　　　異常なし（図24）
　Revised Tower of Toronto Test(Saint-Cyr, J. A. ら, 1988 の変法）：
　　　　　　　　異常なし（図25）

　〔一過性全健忘はこの症例のように突然起き，通常数時間で回復することが多い。著しい近時記憶(recent memory)の障害があり，同じことを何十回も質問したり，同じ行為を繰り返すため，周囲の人に気づかれることが多い。遠隔記憶（remote memory)も障害されるので，本人が必ず知っているはずのエピソードを尋ねるなどの方法で，何時ごろまでの逆向性健忘があるのか検索する必要がある。本例の場合，過去1年間位の逆向性健忘があると推定された。短時間で回復することが多く，発作中に記憶の検査ができることは稀にしかない。本例は，翌日筆者が知能診断したが，記憶障害は完全に回復しており，ＷＡＩＳの結果も正常であった。

150

## STANDARD PROGRESSIVE MATRICES
### SETS A, B, C, D, & E

Name_____  Ref. No._____

Place_____  Date_____

Age_____  Birthday_____

Test begun_____  Test ended_____

| A | | B | | C | | D | | E | |
|---|---|---|---|---|---|---|---|---|---|
| 1 | 4 O | 1 | 2 O | 1 | 8 O | 1 | 3 O | 1 | 5 X |
| 2 | 5 O | 2 | 6 O | 2 | 2 O | 2 | 4 O | 2 | 3 X |
| 3 | 1 O | 3 | 1 O | 3 | 3 O | 3 | 3 O | 3 | 5 X |
| 4 | 2 O | 4 | 2 O | 4 | 8 O | 4 | 7 O | 4 | 2 O |
| 5 | 6 O | 5 | 1 O | 5 | 7 O | 5 | 8 O | 5 | 7 X |
| 6 | 3 O | 6 | 3 O | 6 | 4 O | 6 | 6 O | 6 | 8 X |
| 7 | 6 O | 7 | 5 O | 7 | 5 O | 7 | 5 O | 7 | 6 X |
| 8 | 2 O | 8 | 6 O | 8 | 4 X | 8 | 4 O | 8 | 7 X |
| 9 | 1 O | 9 | 4 O | 9 | 1 X | 9 | 1 O | 9 | 4 X |
| 10 | 3 O | 10 | 3 O | 10 | 6 O | 10 | 2 O | 10 | 7 X |
| 11 | 4 O | 11 | 4 O | 11 | 5 X | 11 | 6 X | 11 | 3 X |
| 12 | 5 O | 12 | 5 O | 12 | 4 X | 12 | 5 X | 12 | 3 X |
| 12 | | 12 | | 8 | | 10 | | 1 | |

| Time | Total | Grade |
|------|-------|-------|
| 19'30" | 43 | II+ |

Notes _Her score lies above the 90th percentile_  Tested by _Nakano._

図23

症例5　記憶障害A　151

WCST (Milner, Nelson)

フリガナ　　　　　　　　　　　　　　　　　　　　　　　検者
氏名　　　　　　　性別 ♀　　生年月日　　　　　　　検査日
　　　　　　　　　　　　　　　　　　　　　　　　　所要時間 8′
施設　　　　　　　診療科
外来カルテNo.　　　　　　　初診日　　　　　　　　外来医
入院カルテNo.　　　　　　　入院日　　　　　　　　担当医

診断 TGA　　　　　　　　　　　　職業
　　　　　　　　　　　　　　　　　職歴
発症年月　　　　　発症年齢　　　　学歴

| 呈示順序 | 基準カテ | 反応カテ | yes/no | 評価 | 呈示順序 | 基準カテ | 反応カテ | yes/no | 評価 |
|---|---|---|---|---|---|---|---|---|---|
| 1 | C | n | no | NE | 25 |  | n | yes | ) |
| 2 |  | f | no | NE | 26 |  | n | yes | ) |
| 3 |  | C | yes | ) | 27 | F | n | no | NE |
| 4 |  | C | yes | ) | 28 |  | C | no | NE |
| 5 |  | C | yes | CA1 | 29 |  | C | no | P₁ |
| 6 |  | C | yes | ) | 30 |  | f | yes | ) |
| 7 |  | C | yes | ) | 31 |  | f | yes | ) |
| 8 |  | C | yes | ) | 32 |  | n | no | OE |
| 9 |  | C | no | NE | 33 |  | n | no | P₁ |
| 10 | F | n | no | NE | 34 |  | C | no | OE |
| 11 |  | n | no | P₁ | 35 |  | f | yes | ) |
| 12 |  | C | no | OE | 36 |  | f | yes | ) |
| 13 |  | n | no | P₂ | 37 |  | f | yes | CA4 |
| 14 |  | f | yes | ) | 38 |  | f | yes | ) |
| 15 |  | f | yes | ) | 39 |  | f | yes | ) |
| 16 |  | f | yes | CA2 | 40 |  | f | yes | ) |
| 17 |  | f | yes | ) | 41 | N | f | no | NE |
| 18 |  | f | yes | ) | 42 |  | n | yes | ) |
| 19 |  | f | yes | ) | 43 |  | n | yes | ) |
| 20 | N | f | no | NE | 44 |  | n | yes | ) |
| 21 |  | n | yes | ) | 45 |  | n | yes | CA5 |
| 22 |  | n | yes | ) | 46 |  | n | yes | ) |
| 23 |  | n | yes | CA3 | 47 |  | n | yes | ) |
| 24 |  | n | yes | ) | 48 |  | n | no |  |

CA5, P₁3, P₂1, NE9. TE4

図24

患者用

施行日　・　・

氏名　　　　　　　　（男・㊛）　生年月日　　　　　　　　　年齢 56歳
外来カルテ番号　　　　　　　　疾患名 TGA
㊗・入院）担当医　　　　　　　Yahr grade
学歴 12年　　　　　　　　　　職業（歴）[仕事内容も詳しく]
　　　　　　　　　　　　　　　主婦

| プレート3枚の場合 | 目的達成に要した手数 | 誤り数 | 所要時間 |
|---|---|---|---|
| 1回目 | 8手 | 2手 | 分 50秒 |
| 2回目 | 7手 | 0手 | 分 30秒 |
| 3回目 | 7手 | 0手 | 分 21秒 |

観察事項

| プレート4枚の場合 | 目的達成に要した手数 | 誤り数 | 所要時間 |
|---|---|---|---|
| 1回目 | 17手 | 1手 | 1分 30秒 |
| 2回目 | 15手 | 0手 | 分 50秒 |
| 3回目 | 16手 | 0手 | 分 35秒 |
| 4回目 | 27手 | 0手 | 1分 18秒 |
| 5回目 | 16手 | 0手 | 分 55秒 |
| 休憩（㋒㋒㋢）WAIS or SCT） | | | |
| 6回目 | 15手 | 0手 | 分 35秒 |
| 7回目 | 17手 | 2手 | 分 48秒 |
| 8回目 | 15手 | 0手 | 分 35秒 |
| 9回目 | 16手 | 1手 | 分 38秒 |
| 10回目 | 15手 | 1手 | 分 38秒 |

質問「この問題を解くために最も重要なコツは何だと思いますか？」
回答

観察事項

WAIS-Rの結果　VIQ 106　PIQ 104　TIQ 106
WCSTの結果
　　　　　　　所要時間 8'
　R-Milner法　CA(5)　P1(3)　P2(1)　OE(3)　NE(9)　TrE(7)
　　　　　　　所要時間
　R-Nelson法　CA(6)　P1(0)　P2(0)　OE(0)　　　　　TrE(0)

図25　The R-Tower of Tronto Test

後遺症を残すことも再発の頻度も低いようであるが，半年に１回，各種の検査を施行して経過観察している。〕

## 症例5　記憶障害B
　　クモ膜下出血　男性　40歳　大卒　教員　右利き

　突然の頭痛により発症した。脳ＣＴscanでクモ膜下出血を認め，動脈瘤のclipping*手術（動脈瘤の根元をクリップで留める）を受けた。しかし，術後意識障害を来たし，妻の顔も識別できなかった。Ｖ－Ｐシャント手術*などの治療により意識障害は改善したが，記憶障害が残った。
　発症後5ヵ月の時点で生年月日は正しく書けたが，現住所を書かせると1年以上前に住んでいた住所を書いた。自分が教員であることも承知しており，勤務している学校名もきれいな字で正しく書け，漢字も誤りはない。家族について質問すると，子供は2人であるのに3人と答えた。しかし，2人の子供の名前や年齢は正しく答えている。
　「昨日田舎に行って，今朝帰ってきました。」と述べたが，それは発症直前（5ヵ月以上前）の事実であった。発症前の春休みに家族旅行をしたことも覚えていなかった。母親は20年前に死亡しているが，まだ健在であると言う。また，話をしている中に現住所が地方都市だと言いだしたので，その住所を書いてもらい，後に妻に見せると，学生時代に住んでいた下宿の住所であった。
　「今日は何をしましたか」と尋ねると，「学校に行ってきました」（誤り）と答え，「学校で何をしましたか」と尋ねると，「いろいろな荷物を移動するので，その準備を皆でしようということになりまして……」と事実にないこと（作話，多分ずっと以前に起きた事実であろう）を述べた。
　日常生活のすべてを覚えられず，「お腹がすいた」と食べたばかりの食事を何度も催促する。タバコもアルコール類も禁止されているのを忘

れて買いに行ってしまうので，常に介助が必要であった。
　以下に心理検査ならびに神経心理学的検査の結果を示す。
＜心理検査・神経心理学的検査＞
ＷＡＩＳ−Ｒ：ＶＩＱ93，ＰＩＱ87，ＴＩＱ89

|  | 言語性検査 | | | 動作性検査 | |
|---|---|---|---|---|---|
|  | 粗点 | 評価点(0〜19) |  | 粗点 | 評価点(0〜19) |
| 1. 一般的知識 | 18 | 10 | 2. 絵画完成 | 12 | 9 |
| 3. 数唱問題 | 13 | 9 | 4. 絵画配列 | 12 | 8 |
| 5. 単語問題 | 43 | 12 | 6. 積木問題 | 41 | 11 |
| 7. 算数問題 | 14 | 10 | 8. 組合せ問題 | 32 | 9 |
| 9. 一般的理解 | 14 | 7 | 10. 符号問題 | 36 | 4 |
| 11. 単語問題 | 6 | 5 |  |  |  |

　下位検査の評価点は，一般的知識が10，数唱9など記憶問題が平均レベルに保たれているのに対して，一般的理解が7，類似問題が5とむしろ思考力を有する課題で成績が悪い。また，動作性課題では符号問題が4と低いことが動作性ＩＱを低下させている。
　Wisconsin Card Sorting Test :
　　　　R-Milner法　　CA 1, $P_1$ 24, $P_2$ 3, OE 9
　　　　R-Nelson法　　CA 3, $P_1$ 12, $P_2$ 4, OE 7
どちらも最後まで施行法が全く覚えられなかった。保続の誤りが非常に多い。（図26）
　R-Tower of Toronto Test : 施行法が覚えられず，不能。
　Benton視覚記銘力検査：正解数　6　　誤謬数　7
　　省略1　歪み4　保続0　回転1　聞き違い1　大きさの誤り0
　ＭＭＳ言語記憶検査：

|  | 1回目 | 2回目 | 3回目 | 4回目 | 5回目 | 小計 |
|---|---|---|---|---|---|---|
| 有意味綴り | 2/5 | 2/5 | 3/5 | 3/5 | 3/5 | 13/25 |
| 無意味綴り | 1/5 | 1/5 | 2/5 | 3/5 | 2/5 | 8/25 |

症例5　記憶障害B　155

WCST (Milne, Nelson)

フリガナ
氏名　　　　　　　性別 ♂　　生年月日　　　　検者
　　　　　　　　　　　　　　　　　　　　　　　検査日
施設　　　　　　　診療科　　　　　　　　　　所要時間 17'30"
　外来カルテNo.　　　　初診日　　　　　外来医
　入院カルテNo.　　　　入院日　　　　　担当医

診断　　　　　　　　　　　　　職業
　　　　　　　　　　　　　　　　職歴
発症年月　　　　　発症年齢　　　　学歴

| 呈示順序 | 基準カテ | 反応カテ | yes/no | 評価 | 呈示順序 | 基準カテ | 反応カテ | yes/no | 評価 |
|---|---|---|---|---|---|---|---|---|---|
| 1 | C | C | yes |  | 25 |  | n | no | P₁ |
| 2 |  | C | yes |  | 26 |  | n | no | P₁ |
| 3 |  | C | yes |  | 27 |  | n | no | P₁ |
| 4 |  | n | no | OE | 28 |  | X | no | OE |
| 5 |  | n | no | P₁ | 29 |  | n | no | P₁ |
| 6 |  | n | no | P₁ | 30 |  | f | no | OE |
| 7 |  | n | no | P₁ | 31 |  | n | no | P₁ |
| 8 |  | n | no | P₁ | 32 |  | n | no | P₁ |
| 9 |  | n | no | P₁ | 33 |  | C | yes |  |
| 10 |  | n | no | P₁ | 34 |  | C | yes |  |
| 11 |  | n | no | P₁ | 35 |  | C | yes | ) CA1 |
| 12 |  | f | no | OE | 36 |  | C | yes |  |
| 13 |  | n | no | P₁ | 37 |  | C | yes |  |
| 14 |  | n | no | P₁ | 38 |  | C | yes |  |
| 15 |  | n | no | P₁ | 39 |  | C | no | NE |
| 16 |  | f | no | OE | 40 |  | n | no | OE |
| 17 |  | n | no | P₁ | 41 |  | n | no | P₁ |
| 18 |  | n | no | P₁ | 42 |  | n | no | P₁ |
| 19 |  | n | no | P₁ | 43 |  | f | yes |  |
| 20 |  | n | no | P₁ | 44 |  | f | yes |  |
| 21 |  | n | no | P₁ | 45 |  | n | no | OE |
| 22 |  | f | no | OE | 46 |  | n | no | P₁ |
| 23 |  | n | no | P₁ | 47 |  | n | no | P₁ |
| 24 |  | n | no | P₁ | 48 |  | X | no | OE |

CA1. P₁24, P₂3, OE9, NE1. TE36.

図26

有意味綴り，無意味綴りともに重度記憶障害。
　S-Binet Test：43問　文章の内容の記憶（聴覚性）　2/15（正解率）
　　　　　　　　44問　幾何学図形の記憶（視覚性）　0.5/2.0
　絵の模写：記憶による再生は困難であるが，模写そのものは正確である（図27）。

a　30sec提示

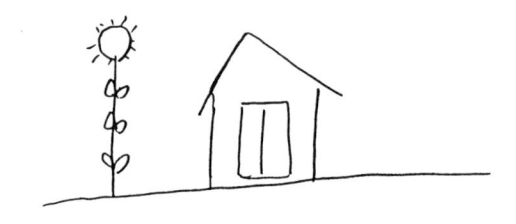

b　10sec提示

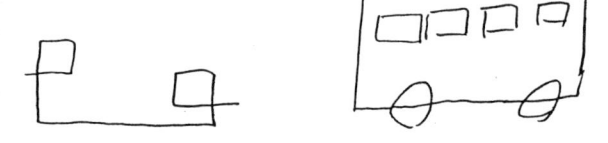

図27

〔本例は重度の記憶障害と見当識障害があり，日常生活においても常に要介助の状態である。記憶に関する検査の結果もBenton視覚記銘力検査を除き重度であり，約5ヵ月間の逆向健忘がある。また，Wisconsin Card Sorting Test や R-Tower of Toronto Testが不可能であるところから，手続き記憶を要する動作性の課題でさえも，新しく学習することが著しく困難であることが推測される。しかしながら，WAIS-RによるIQは比較的高く，とくにVIQは正常範囲である。
　WAISやWAIS-Rには，知識などの記憶（意味記憶，sense memory）と即時記憶（数唱）の課題はあるが，日常生活や仕事上重要な

記銘力を測定する課題が含まれていないため，重度の記憶障害者にこのような事態が起こりうることは先に述べたとおりである。
　本例はWAIS-Rの結果に惑わされず，多角的に検討しなければ，症状の把握が困難であることを示す良い例である。

## 症例6　記憶障害C
　対象選択的記憶障害　脳腫瘍　女性　40歳　高卒　事務員　右利き

　家業の中古車販売店の事務を担当していたが，半年前から注文者の電話番号や車検番号，ナンバーなどの数列を聞いても覚えられなくなったため，メモを取れず，仕事ができないとして神経内科を受診した。言語は滑らかで，理解力も良好であった。数列を覚えられないことを除き，日常生活も仕事上も支障はなかった。
　脳CTscanやMRIなどの医学的診断の結果，左半球に大きな腫瘍があることが判明し，脳外科に転科して手術を受けた。術前の知能診断で

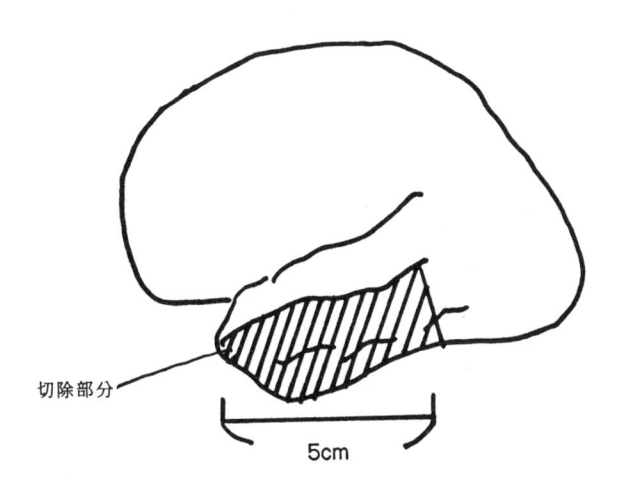

図28

知能は正常であること，数列の他に片仮名単語の聴覚的記憶も障害されていることが認められた。

　手術により左側頭葉の腫瘍が部分摘出され，上側頭回を残して中および下側頭葉回を側頭極より後方5cmまで，内側は下角が側脳室に達する前まで切除された（図28）。術後一過性に失語症が出現し，数列と片仮名単語の障害は全般的な失語症の中に埋没したかに見えた。しかし約1年後，失語症が軽快すると共に数列と片仮名単語の即時記憶の障害が再び顕在化した。この時期に，無意味綴りと数列を刺激として視覚性記憶と聴覚性記憶を比較検討したところ，両者間に明らかな乖離を認めた。したがって，本例の記憶障害は，意味を伴わない音韻刺激に選択的な聴覚性即時記憶の障害であると推定された。

＜医学的検査＞

　脳CT scan：高吸収域の境界不明瞭なmassを認めるが，周囲の圧迫所見はない。造影剤使用後も増強効果は認められない。（図29）

　MRI，$T_1$，$T_2$強調画像：病巣の分布は左側下方で下側頭回，前上方は中心後回，後方（背側）は下頭頂回，深部（内側）は海馬回に及んでいた。（図30）

＜心理検査・神経心理学的検査＞

　WAIS：VIQ 102，　PIQ 102，　TIQ 102

　知能は平均的レベルにあるが，数唱問題のみは正解が順唱4桁，逆唱3桁であり，著しい低下を認めた（図31）。

　WAB：異常なし（術前に施行）。

　鈴木Binet式知能検査43問：本来は視覚性言語記憶の検査であるが，聴覚性言語記憶の課題に転用した。検者がゆっくり文章を読み上げ，それを聞いた直後に内容について答えさせた。正解は9/15（10歳級の合格基準は8/10）。

　鈴木Binet式知能検査44問：2.0/2.0の正解。43問44問の結果から，有意味の聴覚性ならびに視覚性の記憶は良好。

症例6 記憶障害C 159

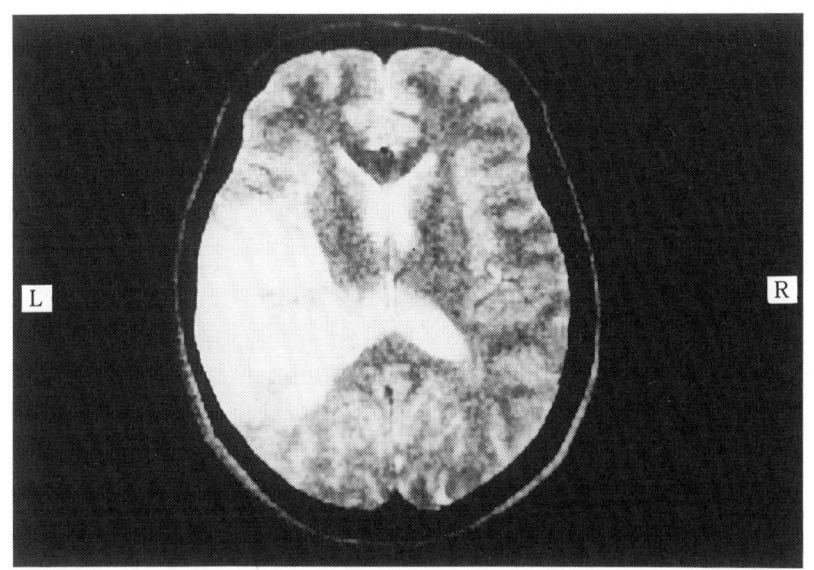

図29

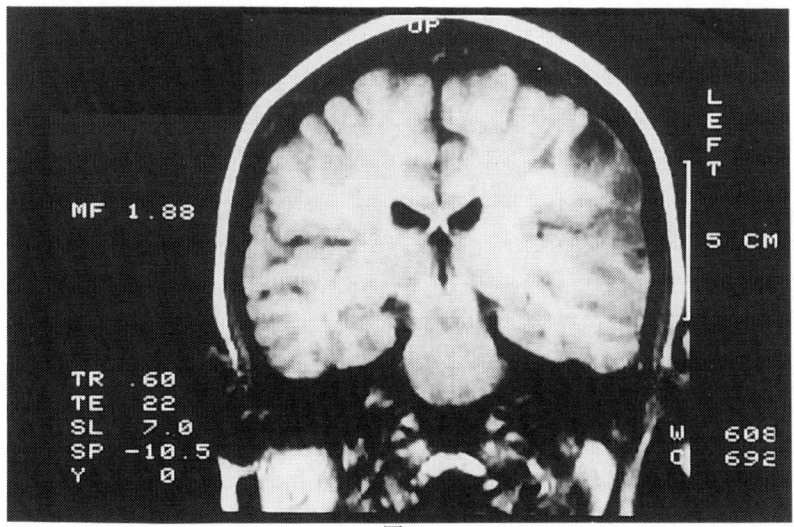

図30

## WAIS知能診断検査

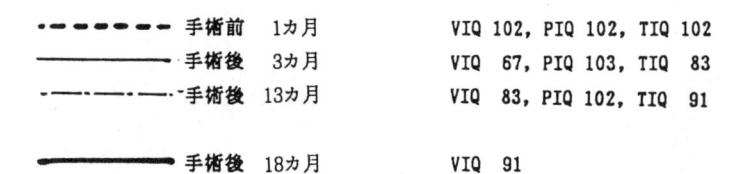

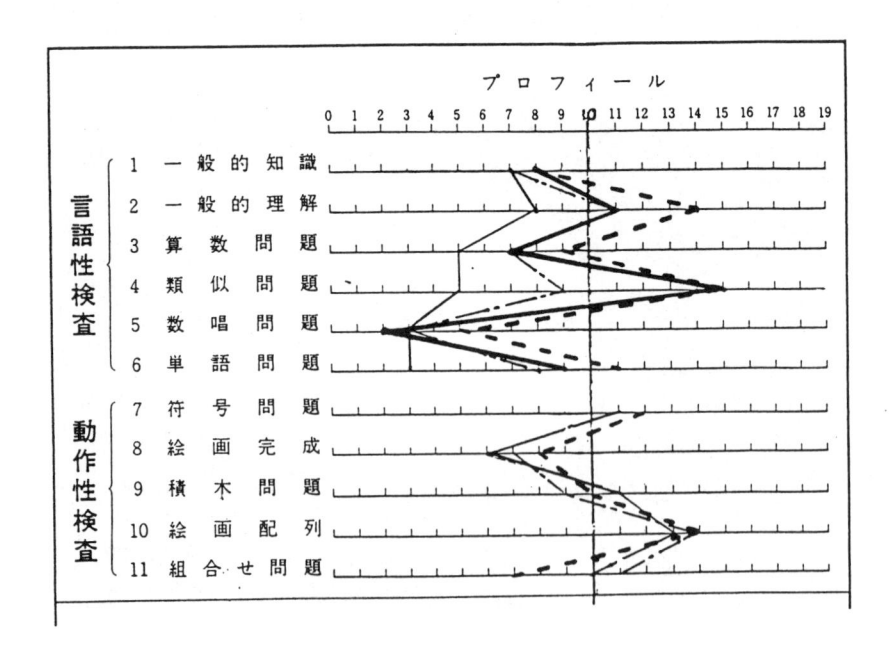

- - - - - 手術前　1ヵ月　　　　VIQ 102, PIQ 102, TIQ 102
———— 手術後　3ヵ月　　　　VIQ 67, PIQ 103, TIQ 83
—・—・— 手術後　13ヵ月　　　VIQ 83, PIQ 102, TIQ 91
━━━━ 手術後　18ヵ月　　　VIQ 91

| | | プロフィール |
|---|---|---|
| 言語性検査 | 1 一般的知識<br>2 一般的理解<br>3 算数問題<br>4 類似問題<br>5 数唱問題<br>6 単語問題 | |
| 動作性検査 | 7 符号問題<br>8 絵画完成<br>9 積木問題<br>10 絵画配列<br>11 組合せ問題 | |

図31

東大脳研式記銘力検査（聴覚性言語記憶の検査）：

|  |  | 正解数 | 有関係対語 | 無関係対語 |
|---|---|---|---|---|
| 術　　前 |  | 1回目 | 7/10 | 1/10 |
|  |  | 2回目 | 10/10 | 2/10 |
|  |  | 3回目 | 10/10 | 2/10 |
| 術後 3.5ヵ月 |  | 1回目 | 0/10 | 0/10 |
|  |  | 2回目 | 1/10 | 0/10 |
|  |  | 3回目 | 2/10 | 0/10 |
| 術後 6 年 |  | 1回目 | 5/10 | 0/10 |
|  |  | 2回目 | 5/10 | 0/10 |
|  |  | 3回目 | 5/10 | 0/10 |

術前は，有関係対語は良好，無関係対語は不良かつ学習効果も認められない。術後は，有関係対語の記憶も著しく低下し，無関係対語は1語も記憶できなくなった。6年後の再検でも術前の状態にまで回復していない。

MMS言語記憶検査：有意味綴りは健常範囲にあるが，無意味綴りは障害がある。

Wisconsin Card Sorting Test:
　　R-Milner法　CA 5, $P_1$ 1, $P_2$ 4, $T_r$ E 5
　　R-Nelson法　CA 6, TE 0
　　異常なし。

R-Tower of Toronto Test ：20手，4'55"　異常なし

Benton視覚記銘力検査：A施行 I 形式を採用
　　正解数 8，誤謬数 3，歪み 2，回転 1，L 2，R 1
　　幾何学図形の視覚性即時記憶は正常である。

絵カードの記銘：5枚の絵カード（花，歯ブラシ，カブトムシ，鶏，バイオリン，の色つき絵を絵本から切り取って添付したもの）を30秒間見せ，カードを隠して後，何の絵であったか答えさせた。

|  | 正解数 |
|---|---|
| 直後再生 | 5/5 |
| 10分後 | 5/5 |
| 1時間後 | 4/5 |

　言語化可能な視覚（性）記憶は即時記憶，近時記憶ともに良好。
　数列の即時記憶：術前，術後2年，術後6年で成績にほとんど変化がない。検者が数列をゆっくり読み上げ，直後にそれを書き取らせると，3桁が3/5，4桁が1/5，5桁が0/5の正解であった。しかし，数列を書いたカードを3秒間提示した直後に，その数字を書いて再生させると，7桁まで3/3，8桁で1/3の正解であった。また，聴覚（性）刺激として与えられた数列と同じ数列を，10種類の異なる数列を書いた選択肢の中から指摘させるmatching課題では，全問正答であった。この課題も術後6年に再検したが，変化がなかった。
　片仮名単語の即時記憶：文章や，使用頻度や長さの異なる単語，あるいは片仮名単語など特性の異なる単語について，筆者が読み上げた直後に書き取りと復唱をさせた結果，数列のみではなく片仮名単語にも即時記憶の障害が認められた。片仮名単語を除く通常の単語は，たとえば「東海道新幹線」「東京特許許可局」などのように長く難しい単語でも正解であった。
　図32は，朝日新聞のテレビ欄から片仮名単語を選び，聴覚刺激として書き取らせた結果である。書き取りができない単語16語は復唱もできなかったが，これらの単語を視覚刺激としてカードに書いて見せた後復唱させると，その中の13語が正解であった。
　術後，片仮名単語を増やして検討した（図33a, b）が，ドレス，メガネ，バケツ，ラーメン，ワイシャツ，テレビジョン，ハンドバッグ，ボンネット，アイスクリームなど，本例に親近度が高く，外来語であるという意識が薄れるほど熟知している単語は，聴覚記憶においても，良好で

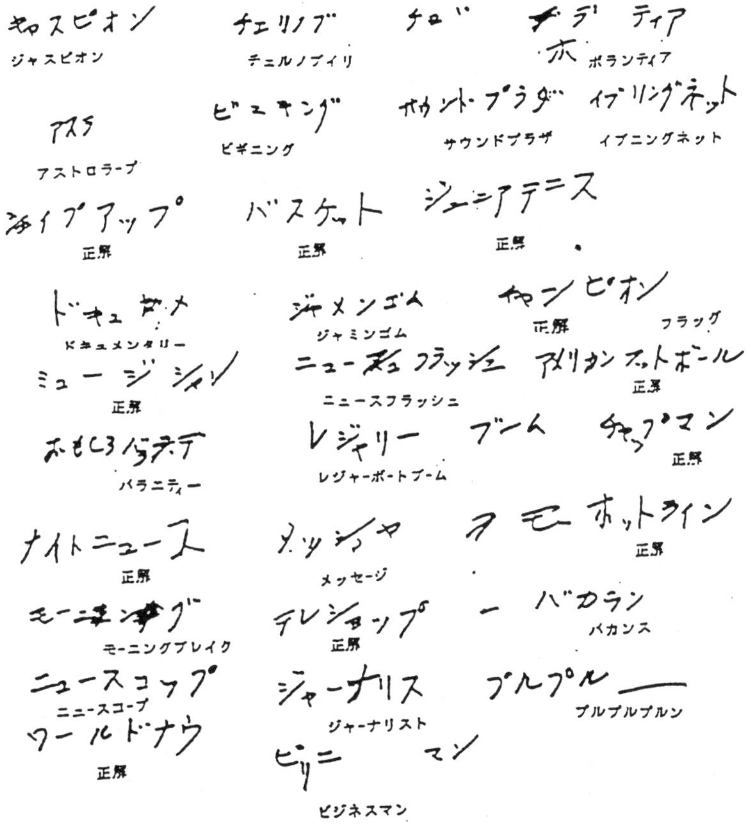

症例6　記憶障害C　163

ヤスピオン　チェリノブ　チロ゛　テデ　ティア
ジャスピオン　チェルノブイリ　　　赤　ボランティア

アスS　ビギング　サウンドブラダ　イブリングネット
アストロラーブ　ビギニング　サウンドプラザ　イブニングネット

タイプアップ　バスケット　ジニアテニス
正解　　正解　　正解

ドキュメメ　ジャメンゴム　キャンピオン　フラグ
ドキュメンタリー　ジャミンゴム　正解

ミュージシャン　ニューズフラッシュ　アメリカンフットボール
正解　　ニュースフラッシュ　正解

おもしろバラテテ　レジャリー　ブーム　チャップマン
バラニティー　レジャーボートブーム　　　正解

ナイトニュース　メッシャ　ヲモ　ホットライン
正解　メッセージ　　　正解

モーニング　テレショップ　ー　バカラン
モーニングブレイク　正解　　バカンス

ニュースコッフ　ジャーナリス　ブルブル
ニュースコープ　ジャーナリスト　ブルブルブルン

ワールドナウ　ビリニ　マン
正解　ビジネスマン

図32　書取（片仮名単語）

Name　　K.A　　　　　　　　　　　　　　　　No.　6

### 片仮名単語の記銘 (2)

| 刺戟 | 復唱 | | 書き取り | |
|---|---|---|---|---|
| | 聴覚刺戟 | 視覚刺戟 | 聴覚刺戟 | 視覚刺戟 |
| 1) アグネス | × ? | ○ | ○ | ○ |
| 2) イラスト | ○ | ○ | ○ | ○ |
| 3) デザイン | × デナラ | ○ | × デナライナー | ○ |
| 4) バスタオル | × バス | ○ | × バス | ○ |
| 5) ワイン | × ワイナー | ○ | × ワイナー | ○ |
| 6) インチ | ○ | ○ | ○ | ○ |
| 7) オーロラ | × オーライ | ○ | × オーライ | ○ |
| 8) ゲリラ | ○ | ○ | ○ | ○ |
| 9) ビデオ | ○ | ○ | ○ | ○ |
| 10) スペシャル | × スペリア | ○ | × スペリア | ○ |
| 11) メンバー | × ベンバー | ○ | × ベンバー | ○ |
| 12) カラチ | ○ | ○ | ○ | ○ |
| 13) ゴルフ | △ (迷って→OK) | ○ | ○ | ○ |
| 14) イメージ | ○ | ○ | ○ | ○ |
| 15) ロマン | ○ | ○ | ○ | × コロマ |
| 16) コラム | × ? | ○ | × | ○ |
| 17) ビールス | × ミルフ | ○ | × ミルフ | ○ |
| 18) インタビュー | × インタビュー | ○ | × インタビュー | ○ |
| 19) グラス | × グリ | ○ | × グリ | ○ |
| 20) ラテン | × ラ | ○ | × ラー | ○ |
| 21) データ | × ? | ○ | × | ○ |
| 22) コンサート | ○ | ○ | × ? | ○ |
| 23) ファイル | × ファイリン | ○ | × ファイリンス | ○ |
| 24) マガジン | ○ | ○ | ○ | ○ |
| 25) トンネル | ○ | ○ | ○ | ○ |
| 施行日 | '90.4.13 (金) | '90.5.22 (火) | '90.4.13 (金) | '90.5.22 (火) |

図33 a

症例6　記憶障害C

Name　K.A　　　　　　　　　　　　　　　No.

片仮名単語（イメージ化し易い単語）-復唱

| 刺激 | 聴覚刺激 | | 視覚刺激 | |
|---|---|---|---|---|
| 1) ドレス | ○ | | ○ | |
| 2) メガネ | ○ | | ○ | |
| 3) ボタン | ○ | | ○ | |
| 4) バケツ | ○ | | ○ | |
| 5) タクシー | ○ | | ○ | |
| 6) ビデオ | ○ | | ○ | |
| 7) テスト | ○ | | ○ | |
| 8) ラーメン | ○ | | ○ | |
| 9) ドーナツ | ○ | | ○ | |
| 10) ポテト | ○ | | ○ | |
| 11) ネクタイ | ○ | | ○ | |
| 12) ワイシャツ | ○ | | ○ | |
| 13) ネックレス | ○ | | ○ | |
| 14) サンダル | ○ | | ○ | |
| 15) ワンピース | ○ | | ○ | |
| 16) スタンプ | ○ | | ○ | |
| 17) カレンダー | ○ | | ○ | |
| 18) イタリア | ○ | | ○ | |
| 19) ハイヒール | × | ハイシュール、ハイシューズ | ○ | |
| 20) アクセサリー | ○ | | ○ | |
| 21) ステンレス | ○ | | ○ | |
| 22) イアリング | ○ | | ○ | |
| 23) ストッキング | ○ | | ○ | |
| 24) ボンネット | ○ | | ○ | |
| 25) レストラン | ○ | | ○ | |
| 26) ハンドバッグ | ○ | | ○ | |
| 27) アイスクリーム | ○ | | ○ | |
| 28) テレビジョン | ○ | | ○ | |
| 29) シクラメン | × | シク「もう流れちゃいました」 | × | スクラメン |
| 30) マイクロフォン | ○ | | ○ | |
| 31) レモンスカッシュ | ○ | | × | メロン |
| 32) ストップウォッチ | ○ | | ○ | |
| 33) バドミントン | × | バトー | ○ | |
| 34) ビジネスマン | ○ | | ○ | |
| 35) ジュニアテニス | ○ | | ○ | |
| 36) テレビドラマ | ○ | | ○ | |
| 37) ペレストロイカ | × | 「わかりません」 | ○ | |
| 38) トマトジュース | ○ | | ○ | |
| 39) トイレットペーパー | ○ | | ○ | |
| 40) カメラ | ○ | | ○ | |
| 施行日 | '90.5.29（火） | | '90.3.16（金） | |

図33 b

あった。コラム，データなどのように短くても本例にあまり馴染みがなさそうな単語を，聴覚刺激として与えると，書き取りも復唱も共に不正解であるのに，ボンネットが正解であったのは，仕事上熟知しているからであろうと推察された。6年後の再検でもほとんど変化がなかった。

　また，本例が「耳から入った単語はすぐ流れてしまうので急いで絵にして覚える」と述べたため，視覚イメージに転換し難い抽象的な非片仮名単語の記憶検査を試みた。その結果，「解釈」「効率」「民主的」「適切」など視覚イメージ化し難い単語は，イメージ化し易い単語より誤りの頻度が高く，記憶が困難であった。

　無意味綴りと数列の視覚記憶と聴覚記憶の比較：次に，最も視覚イメージに転換し難い無意味綴りと，数列の即時記憶について検討した。無意味綴りは「ぬほわ」などのように，意味を持たないよう，仮名文字を無作為に並べたものである。視覚刺激は，2文字から9文字まで1文字ずつ増やした無意味綴り8種類，平仮名と片仮名の両刺激を各文字数ごとに5種類ずつの計80種類とした。これらをワープロで印字したカードを1枚ずつ，各3秒間ずつ提示して記憶させ，隠した直後に答えさせた。聴覚刺激は検者がゆっくり読み上げた。

　無意味綴りを視覚刺激と聴覚刺激で検査した結果（図34a）と，数列を同じく視覚刺激と聴覚刺激で検査した結果（図34b）を示した。図34a, bから明らかなように，無意味綴りも数列と同様，口答でも筆答でも共に聴覚刺激にのみ明らかな低下を示し，視覚刺激と聴覚刺激の即時記憶に乖離を認めた。

　標準失語症検査（SLTA）：術前は施行せず。低下を認めた項目は次頁のとおりである。

　言語によるコミュニケーションは，表面的にはさほど不自然ではないが，本人は「良くなって，難しいことをいろいろ話したくなったので，前よりもっとつらい」と言う。

| | | |
|---|---|---|
| 術後1ヵ月 | 文の復唱 | 1/5 |
| | 語の列挙 | 7/15 |
| | 呼　　称 | 9/20 |
| | 口頭命令に従う | 6/10 |
| | 書字命令に従う | 6/10 |
| 術後1年半 | 以下の課題を除き全問正答にまで回復した | |
| | 文の復唱 | 2/5 |
| | 語の列挙 | 7/15 |
| | 呼　　称 | 15/20 |

| 術後6年半 | 単語の理解 | 10/10 | 語の列挙 | 8/15 |
|---|---|---|---|---|
| | 短文の理解 | 10/10 | 漢字・単語の音読 | 5/5 |
| | 口頭命令に従う | 7/10 | 仮名1文字の音読 | 10/10 |
| | 仮名の理解 | 9/10 | 仮名・単語の音読 | 5/5 |
| | 呼　　称 | 13/20 | 短文の音読 | 5/5 |
| | 単語の復唱 | 10/10 | 書字命令に従う | 10/10 |
| | 動作説明 | 10/10 | 筆算 | 20/20 |
| | 文の復唱 | 11/6 | | |

〔本例は全般的な知能に低下はなく，術前は失語症もなかった。数列を聞いて覚えられないが，その他には異常がないとの訴えであった。しかし初回に，まず数列と多種多様な単語の記憶の検査を行ったところ，数列の他に片仮名単語の記憶も低下していることが判明した。

　数列の聴覚記憶と視覚記憶の比較を行った結果，聴覚記憶にのみ低下を認め，視覚記憶と明らかな乖離を認めた。この場合，聴覚記憶は数列を刺激として検査し，視覚記憶は Benton 視覚記銘力検査（図形を刺激とした記憶検査）を施行し，その結果を比較して視覚記憶と聴覚記憶に差がない，などと結論を出すことがないよう注意したい。数列という特定の対象に限定した記憶障害について検討するのであるから，数列の視覚記憶と聴覚記憶を比較しないと意味がない。

無意味綴りの記銘（復唱）
1990．4．27施行

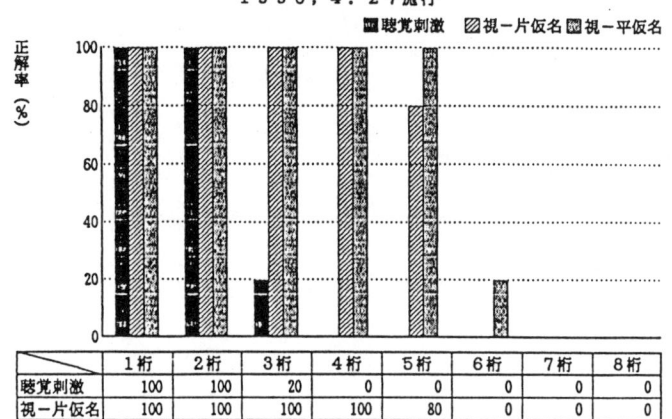

正解率（％）

| | 1桁 | 2桁 | 3桁 | 4桁 | 5桁 | 6桁 | 7桁 | 8桁 |
|---|---|---|---|---|---|---|---|---|
| 聴覚刺激 | 100 | 100 | 20 | 0 | 0 | 0 | 0 | 0 |
| 視－片仮名 | 100 | 100 | 100 | 100 | 80 | 0 | 0 | 0 |
| 視－平仮名 | 100 | 100 | 100 | 100 | 100 | 20 | 0 | 0 |

桁数

各桁とも5題ずつ出題

無意味綴りの記銘（書き取り）
1990．4．27施行

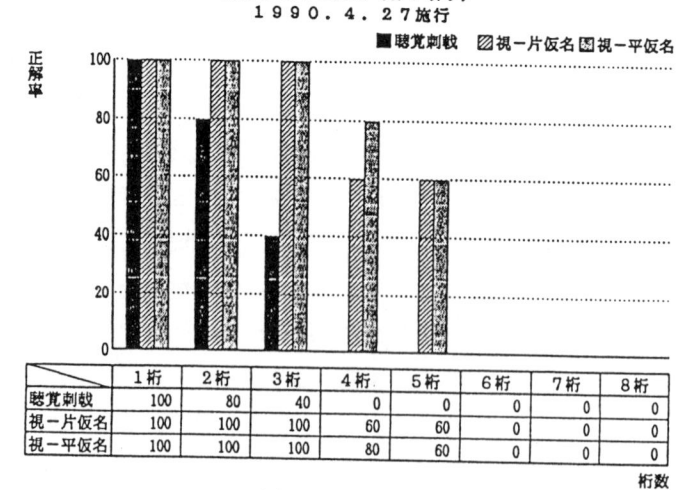

正解率

| | 1桁 | 2桁 | 3桁 | 4桁 | 5桁 | 6桁 | 7桁 | 8桁 |
|---|---|---|---|---|---|---|---|---|
| 聴覚刺戟 | 100 | 80 | 40 | 0 | 0 | 0 | 0 | 0 |
| 視－片仮名 | 100 | 100 | 100 | 60 | 60 | 0 | 0 | 0 |
| 視－平仮名 | 100 | 100 | 100 | 80 | 60 | 0 | 0 | 0 |

桁数

各桁とも5題ずつ出題

図34a

症例6　記憶障害C

数列の記銘（復唱）
1990. 4. 13

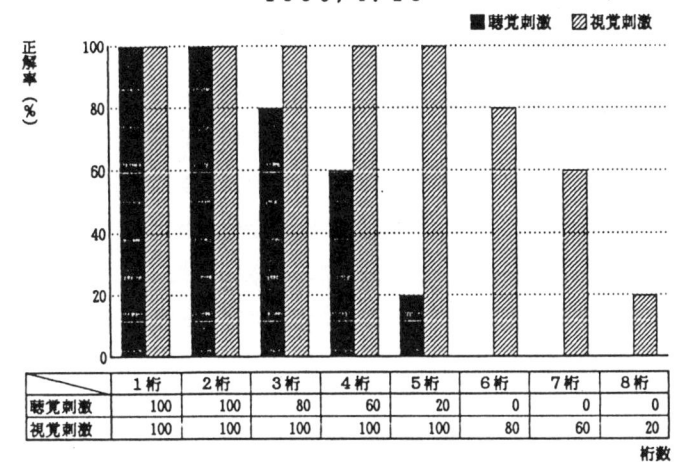

■聴覚刺激　▨視覚刺激

|  | 1桁 | 2桁 | 3桁 | 4桁 | 5桁 | 6桁 | 7桁 | 8桁 |
|---|---|---|---|---|---|---|---|---|
| 聴覚刺激 | 100 | 100 | 80 | 60 | 20 | 0 | 0 | 0 |
| 視覚刺激 | 100 | 100 | 100 | 100 | 100 | 80 | 60 | 20 |

各桁5題ずつ出題

数列の記銘（書き取り）
1990. 4. 13

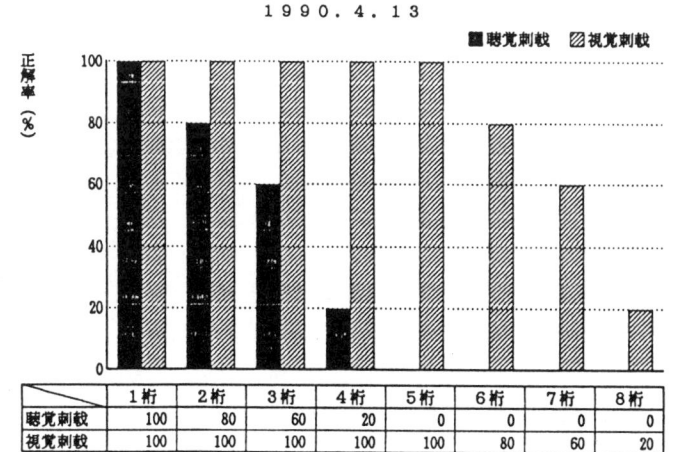

■聴覚刺載　▨視覚刺載

|  | 1桁 | 2桁 | 3桁 | 4桁 | 5桁 | 6桁 | 7桁 | 8桁 |
|---|---|---|---|---|---|---|---|---|
| 聴覚刺載 | 100 | 80 | 60 | 20 | 0 | 0 | 0 | 0 |
| 視覚刺載 | 100 | 100 | 100 | 100 | 100 | 80 | 60 | 20 |

各桁5題ずつ出題

図34b

ところで，本例は，意味を伴わない音韻の記憶が障害されているのではないかと考えられた。数字には意味がなく，片仮名単語も通常の単語より意味の親和性が低いからである。そこで，本例にとって親和性の高い片仮名単語（例えば，ボンネット）と親和性の低い単語（例えば，コラム）とを比較すると，単語の長さに関わらず親和性が低い単語の成績が悪かった。さらに，この仮説を検証するため，意味を持たない「無意味綴り」単語の記憶について視覚記憶と聴覚記憶を比較すると，数列の場合と同じく明らかに聴覚記憶にのみ障害が認められた。この結果，本例の記憶障害は聴覚的な音韻に選択的な記憶障害であることが明らかとなった。」

(中野ほか，1994)

## 症例7　症候性てんかん

　　脳動静脈奇形（AVM）　12歳　女児　中2　右利き

　12歳のある朝，食事中に蚊を追いかけるような仕種をして倒れかかり，大発作が約5分間続いた。救急車で某総合病院に運ばれたが，約20分間何もわからない状態であった。MRIにより前頭葉内側面に巨大なAVMを認めた。

＜医学的検査＞
　図35a MRI：脳梁に nidus*（腫瘤）を有する巨大なAVMがあると診断された。
　図35b 脳血管撮影：左前頭葉内側面に異常血管陰影が見られる。
＜心理検査・神経心理学的検査＞
　WISC-R：VIQ88，PIQ116，VIQ＜PIQ
　12歳4カ月に施行したが，やり残した後半は半年後の13歳0カ月に施行して完了した。下位検査の結果は以下のとおりである。

|   | 言語性検査 | | | 動作性検査 | |
|---|---|---|---|---|---|
|   |   | 粗点 | 評価点 |   | 粗点 | 評価点 |
| 1. 一般的知識 | 12 | 7 | 2. 絵画完成 | 24 | 14 |
| 3. 類似問題 | 16 | 11 | 4. 絵画配列 | 33 | 11 |
| 5. 算数問題 | 11 | 6 | 6. 積木問題 | 54 | 13 |
| 7. 単語問題 | 15 | 2 | 8. 組合せ問題 | 26 | 11 |
| 9. 一般的理解 | 14 | 7 | 10. 符号問題 | 23 | 2 |
| 11. 数唱問題 | 10 | 7 | 12. 迷路問題 | 25 | 11 |

鈴木Binet Test：ＣＡ13歳 0カ月　ＭＡ12歳0カ月　ＩＱ92

ＭＭＳ言語記憶検査：（図36）

　　有意味綴り　　25　　　full mark

　　無意味綴り　　11　　　重度記憶障害

図形の記憶：S-Binet testの44問 2.0/2.0の正解

絵の模写：立体画を含め，きれいに模写できる（図37）。

本例は，ＡＶＭの大きさと部位から切除するのが危険であると判断され，ガンマーナイフ*（放射線を集中的にあてる治療法）などの保存的な治療が行われているものである。投薬でてんかん発作も抑えられており，元気に通学している。しかし，美術と家庭科を除いて学業成績が不振で，筆者は両親から高校進学を断念すべきか否かについて相談を受けている。

〔ＷＩＳＣ－Ｒでは，ＶＩＱとＰＩＱの差が15あれば5％以下の危険率で有意差がある。本例では28の差があるから，この差は自然に生じたとは考えにくく，言語性知能ＶＩＱが巨大な脳動静脈奇形により障害を受けたと考えるのが自然であろう。機序としては，次第に大きくなったＡＶＭに血流が吸収されるため正常な脳に行く血流が低下（虚血）し，左半球の機能が低下したのであろうとのことであった。

本例は学業成績が不良であるが，美術と家庭科は成績が良い。また，ＰＩＱが116と高いことや，絵の模写や図形の記銘が良好であることを

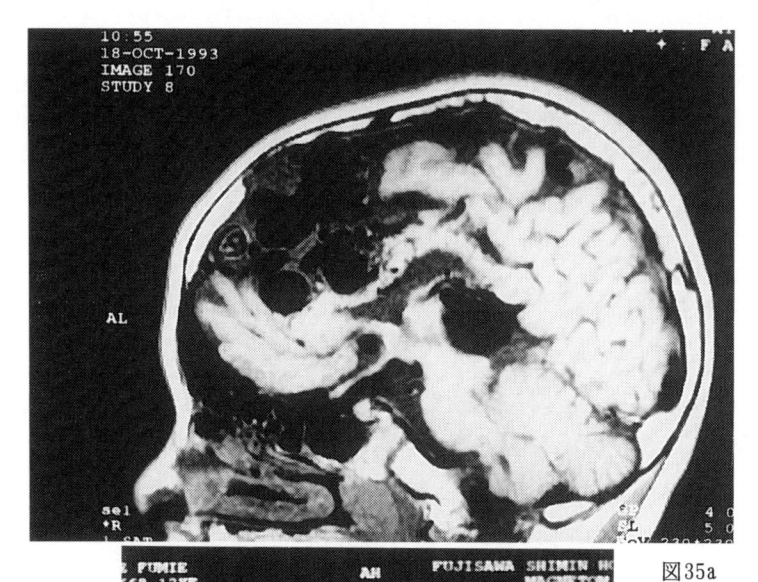

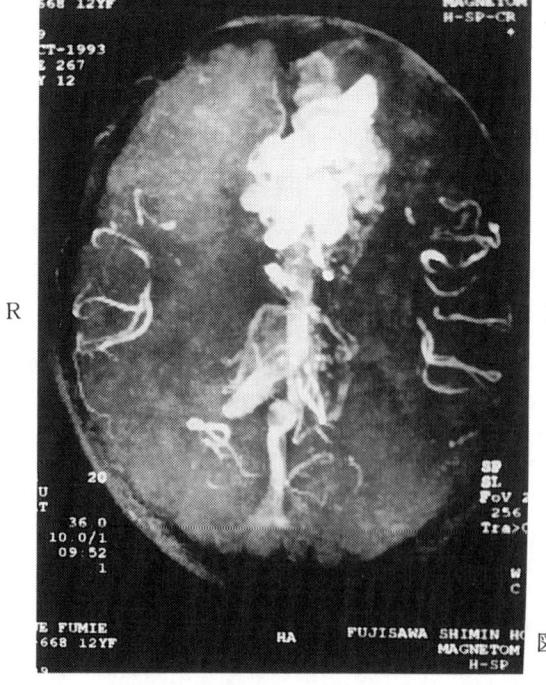

図35a

図35b

症例7 症候性てんかん

有意味・無意味綴り
## MMS記憶検査記録用紙

患者名＿＿＿＿＿＿＿＿ 男・女 生年月日＿＿年＿＿月＿＿日 年令(12才)

依頼科＿＿＿＿＿＿＿＿ 依頼者＿＿＿＿＿＿＿
臨床診断＿＿＿＿＿＿＿ 検査目的＿＿＿＿＿＿＿
検査日時　平成　年　月　日 AM・PM　時　分　被検者状態＿＿＿＿＿
検査種別＿＿＿＿＿＿＿＿＿＿ 服薬状況＿＿＿＿＿

【有意味綴り】

| | 1回 | 2回 | 3回 | 4回 | 5回 |
|---|---|---|---|---|---|
| | スリ ○ | イカ ○ | タキ ○ | | |
| | イカ ○ | タキ ○ | クム ○ | 略 | |
| | ヤネ ○ | ヤネ ○ | ヤネ ○ | | |
| | タキ ○ | クム ○ | スリ ○ | | |
| | クム ○ | スリ ○ | イカ ○ | | |

【無意味綴り】

| | 1回 | 2回 | 3回 | 4回 | 5回 |
|---|---|---|---|---|---|
| | ルロ ○ | セモ ○ | セモ ○ | セモ ○ | クモ × |
| | セリ × | イク × | ワネ ○ | ワネ ○ | イム ○ |
| | ワネ ○ | ワネ ○ | | | ワネ ○ |
| | | | | | セモ ○ |

【結 果】

| | 1回 | 2回 | 3回 | 4回 | 5回 | 小計 |
|---|---|---|---|---|---|---|
| 有意味 | 5 | 5 | 5 | 5 | 5 | 25 |
| 無意味 | 2 | 2 | 2 | 2 | 3 | 11 |

a 意識＿＿＿＿＿
b 態度＿＿＿＿＿
c 意欲＿＿＿＿＿
d 気分＿＿＿＿＿
e 体調＿＿＿＿＿
f 疲労度＿＿＿＿
g 被験者感想＿＿
h その他＿＿＿＿

【所見】有意味綴りは優れている (full mark) のに対し、無意味綴りは重度の即時記憶の障害を認める。

(名古屋心理センター・版)　図36　検査者サイン（　　）

図37

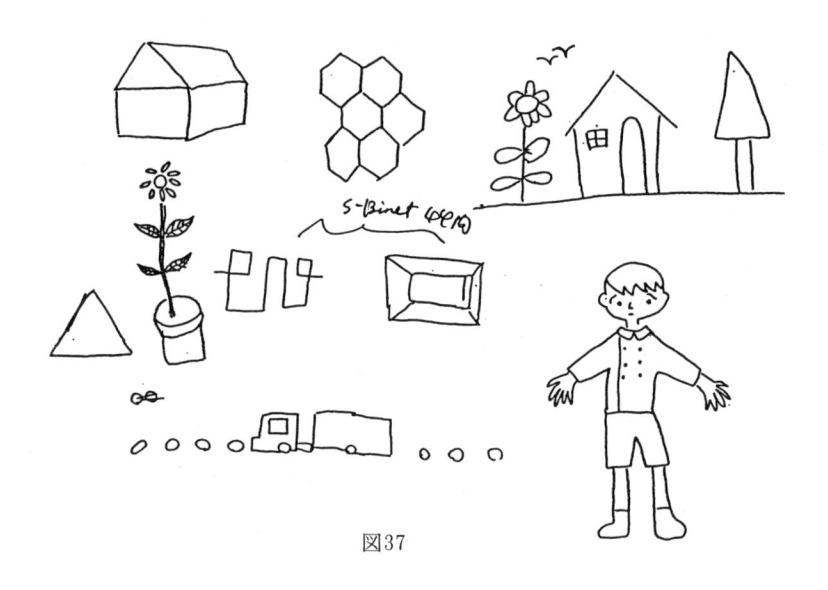

　総合すると，右半球には障害が及んでいないと推定される。ＰＩＱ116という結果からみれば，高校進学が困難であることは通常では考えられないが，ＶＩＱがＰＩＱに比較して著しく低下していること，ＭＭＳで有意味綴りの記憶が良好であるのに，無意味綴りは重度の低下を示していることなどを考慮すると，ＡＶＭに起因する学業習得の困難さがあると考えられる。本例の場合は，苦手とする科目を特訓により伸ばすことより，残された能力を伸ばすことを考えるべきであろう。
　先天性の病巣は，発達とともにその周辺の脳や反対側の半球が機能を代償するので，かなり大きな病巣があっても機能低下が生じることはめったにないが，本例はＡＶＭが余りに巨大であるため代償しきれず，このような機能低下が生じたものと考えられる。]

症例8　発動性欠乏*
　　左前大脳動脈　閉塞症　男性　38歳

1987年12月末頃より時々話し難いと訴えていた。1988年2月、早朝より周囲の者が気づくほど発語の障害が顕著になった。ダンプを2時間ほど運転して工場まで来たが、いつまでも車から降りて来ず、無言でじっと座ったまま右片麻痺となっているのを発見された。救急車で某総合病院に搬入されたが、頭部CTscanにより新鮮な梗塞を認め、入院となった。搬入時には右片麻痺のほか無関心、無動、失禁があり、2週間ほどこの状態が持続し、全介助を要した。また、近くにあるものを摑んだり（強制把握）、いじりまわしたり、便をこねたりするため、左手を拘束されていた。発症から4日間は緘黙状態であったが、発症後5日（5病日）に筆者が「おはよう」と言うと、初めて「おはよう」とささやき声で応答またはおうむ返しをした。その後、単語文での応答もできるようになった。

2週間を過ぎた頃より2～3語文での応答が可能となり、行動上も徐々に動きが出てきた。35病日には失禁もなくなり、自発語も見られるようになった。50病日には、仮名文字を読ませる課題に対して、「こんなばかばかしいの、やめようよ」と発言している。70病日でADL（日常生活動作能力）はほぼ自立。片麻痺ながら院内を散歩し、洗濯もするようになった。

＜医学的検査＞

頭部CTscan：発症当日に左前頭葉内側面（前方は前頭極、後方は中心溝、側方は側脳室前角に及ぶ）に梗塞による低吸収が認められた。（図38）

脳血管撮影＊：発症当日に、左前大脳動脈枝のPericallosal arteryに完全閉塞が認められた。

＜心理検査・神経心理学的検査＞

WAIS：VIQ79，PIQ81，TIQ77　1988.12.4（発症後3ヵ月）

|  | 言語性検査 | | | 動作性検査 | |
|---|---|---|---|---|---|
|  | 粗点 | 評価点(0〜19) |  | 粗点 | 評価点(0〜19) |
| 1. 一般的知識 | 9 | 7 | 7. 符号問題 | × | (7) |
| 2. 一般的理解 | 11 | 9 | 8. 絵画完成 | 14 | 10 |
| 3. 算数問題 | 6 | 7 | 9. 積木問題 | 28 | 8 |
| 4. 類似問題 | 7 | 7 | 10. 絵画配列 | 12 | 7 |
| 5. 数唱問題 | 8 | 6 | 11. 組合せ問題 | 15 | 4 |
| 6. 単語問題 | 12 | 5 |  |  |  |

　右片麻痺のため動作性検査は左手で施行した。したがって，不利である符号問題の評価点は算出せず，動作性検査の符号問題を除く他の課題の平均点をそれにあて，PIQを算出した。

　標準失語症検査：疲労し易いため，発症後4日，11日，21日，22日，25日，31日と6回に分けて，少しずつ施行した。

　「聴覚による理解」は，発症後4日でも仮名文字，単語，短文ともほぼ正常範囲に保たれていた（1〜4問）。しかし，それ以上は施行しても応答しようとせず，中止を余儀なくされた。「呼称」は11病日で13/20の正解であったが，「語の列挙」は22病日でも1語も列挙できなかった。

　Raven's Coloured Progressive Matrices ：Total Score 30/36
　Benton視覚記銘力検査：1988.3.28
　　正解数4　　誤り数8　　左側の誤り1　　右側の誤り5
　　省略0，歪み5，保続1，回転1，置き違い1，大きさの誤り0，

〔本例は発症直後から，突然の緘黙に陥り，著しい自発語の減少を伴う行動全般の発動性欠乏を示した。

　回復までの期間や経過，言語障害の特性は同じ部位に病巣を有する，これまで報告された他の症例とも一致する点が多く（Masdeau et al, 1978; Ross, 1980, 榎戸，1984, 1985),超皮質性運動失語であると考え

症例8　発動性欠乏　177

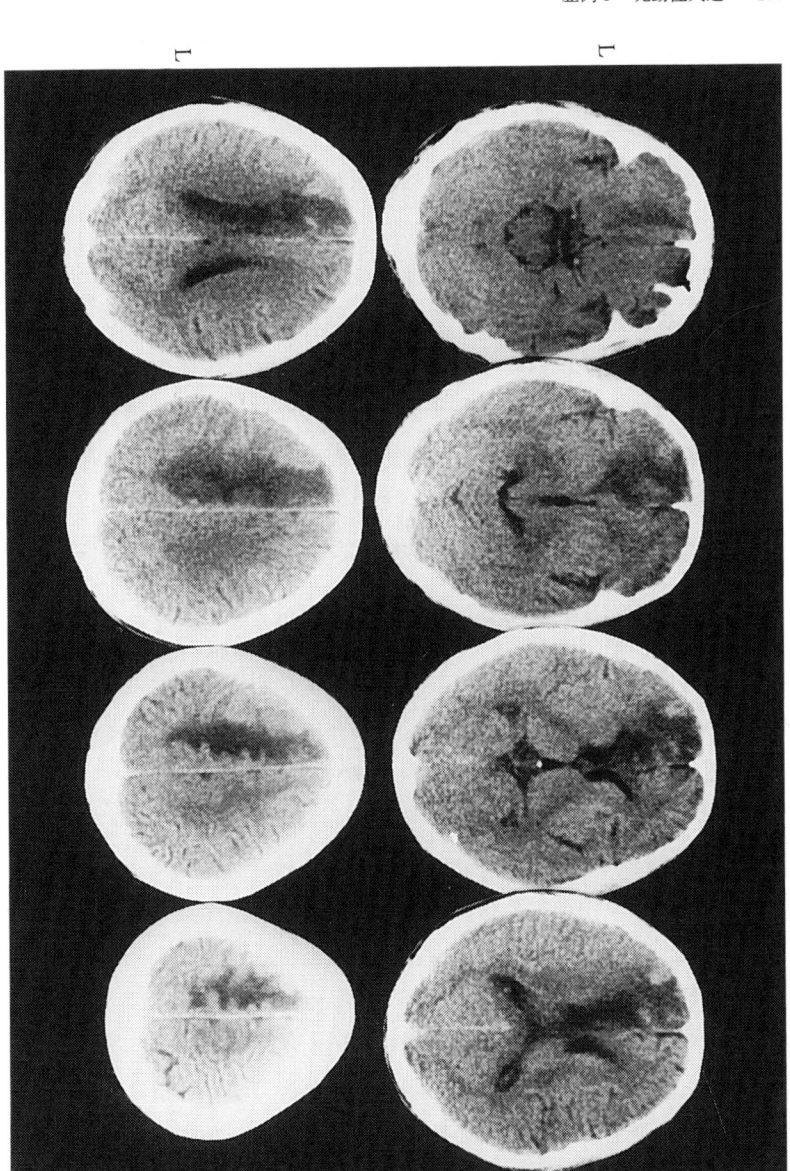

図38

ることもできるかもしれない。しかし，行動の全体像から見ると，自発語がない時期は終日床に横たわり，失禁があり，食物を口元まで運んでもらい，頰をつついたり，言葉で促すなどして，ようやく口を開くほど極度に発動性が低下しており，自発語が発せられないのは必然と考えられた。

　このように，行動全般に及ぶ極度の発動性低下に伴い自発語が減少した状態を，失語症と分類するか否かは議論が分かれるところであろう。失語症の定義が症状に対する命名であるとすれば，全体の症状に埋没して顕在化しない症状はどう分類すべきかという普遍的な問題であろう。

　山鳥(1985)は超皮質性運動失語であると判定しうる経験的な基準として，俳句（17音節文）の復唱を用いているという。すなわち，自発語の困難さと比べ，比較的長い文でも復唱できるという，自発語と復唱能力の乖離があることを目安としている。

　筆者は，本例の自発語の減少が行動全般の極度の発動性欠乏に伴って生じ，その回復と平行して回復したこと，また明確な自発語と復唱の乖離が認められなかったところから，これらの症状は発動性欠乏により説明できると考え，あえて失語と分類しなかった。〕　（中野ほか，1977）

## 症例9　進行性構音障害
　　58歳　女性　中卒　公務員　右利き

　50歳の頃から自分の思い通りに言葉がしゃべれなくなった。意志とは関係のない奇妙な言葉（？）が出現し，例えば「おはようございます」と言おうとすると，最初に意味不明の音声が出てから「おはようございます」となってしまう。52歳の時，夫の急死をきっかけに言葉の障害が急速に進み，他人から外国語のように訳が分からないと言われた。

　某病院を受診したが原因不明と言われた。症状は徐々に進行し，55歳頃より筆談を余儀なくされたが，ＡＤＬは自立しており仕事は続けられ

ている。

　自発語は不明瞭で非流暢性である。問に対する発語の反応は迅速で、スピーチリズムは平坦かつ速い。文字の一音一音の発音はゆっくり発語させればどうにか可能であるが、単語や文になると字性錯誤をしばしば認める。書字による言語の表出は自発言語に比べると良好であるが、文字の欠如（錯誤？）や助詞の誤り（錯文法）を認める。聴覚や視覚による言語理解は極めて良好。物品呼称は、音声の不明瞭さを除けば比較的良好である。

　口舌顔面失行を認め、指示に応じて口笛を吹いたり頬を膨らませたり、舌打ちや咳、深呼吸などをすることができない。観念失行や観念運動失行は認めない。明らかな痴呆は認められず、長谷川式で 29/30点。やや落着きのなさと軽度感情失禁* を認めるが、明らかな性格変化は見られない。その他の全身状態および神経学的異常所見は認められていない。発症後10年の現在、緘黙状態となっている。

＜医学的検査＞

　脳波：異常なし

　脳CT：左側シルビウス裂近傍の萎縮

　MRI　T₁強調画像：左側シルビウス裂の著明な拡大があり、前頭弁蓋の萎縮を認める。（図39）

　SPECT（IMP）*：左側頭葉、特にシルビウス裂近傍の脳血流低下

　PET（F-deoxyglucose）*：左側シルビウス裂近傍の局所脳ブドウ糖消費量低下

　血液生化学的検査：異常なし

＜心理検査・神経心理学的検査＞

　WAIS：VIQ 92，PIQ 84，TIQ 89

　標準失語症検査：言語理解は良好で、話す内容も復唱も正しいのではないかと推定されるが、構音の障害があまりに重度であるため正解であ

図39

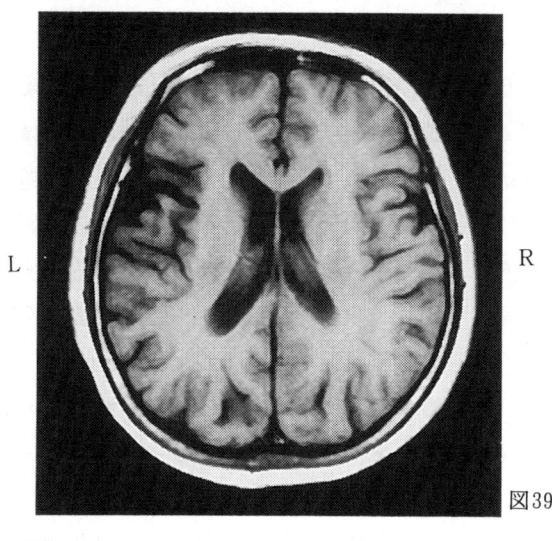

(1) 自発語
あなたのお仕事、どういうお仕事か、ちょっと説明して？
　　ひよこ、ひよこ、きょーこ、
きょーこ？
　　こーじょ
こーえい
　　ちがー
ちがう、何？
　　ゆーから、まっくろ、まっくろな、まっくろ、
まっころ？
　　おっからな、おっからくら、
もっとゆっくり言って
　　おっかららな、かーるくろろ

(2) 語音の繰り返し発声 oral diadocho kinesis
　　ババ‥‥‥ 1回目：バ、キャブ
　　　　　　　 2回目：チャバ、バ、ブ、クバ
　　　　　　　 3回目：バ、バ、ニャ、バ、ハ
　　　　　　　 4回目：ハナ、ハロ
　　　　　　　 5回目：バ、バ、ハバチャ、バチャマ
　　タタタ‥‥‥ 1回目：タタタタ、タタ、カチャチャ、ララ、クララ、ラダ、クラネ
　　　　　　　 2回目：ハチャ、チャクラ
　　　　　　　 3回目：ウララ、クララ、クラダ、
　　カカカ‥‥‥ 1回目：カッカラカ、カカ、カカ、ココ
　　　　　　　 2回目：カッカ、カラ、カッカラ
　　バカバタカ‥ 1回目：バ、バタカ
　　　　　　　 2回目：カチャカチャ
　　　　　　　 3回目：ジャチャ
　　タカラタカラ‥1回目：ターアカラ
　　　　　　　 2回目：チャータカラ
　　　　　　　 3回目：クツ、クツ、いやない

(3) 単語の復唱（'93年8月13日）
　　雨　　：あべ　　　　　　　　　　バス　：バツ
　　海老　：いじゅじゅ、ゆ、で、るくるくる　鯛　：あやらな
　　家　　：いじゅど、いや、ね、い、いず　　色　：いる、いる、いる
　　鬼　　：おにじゅ　　　　　　　　ひよこ：そよ、よ、よ
　　馬　　：ん、ど、ば、わ、わ　　　本　　：も、も、ほん
　　ペン　：ど、ま、こじょ、ろろ　　山　　：やーから

図40

るかどうか確認できない。

　発語は早く，かつ構音は明解でなく，仮名表記するのは至難の技であったが，テープを繰り返し聞き取り，あえて仮名表記すると，図40のような発音をしたという印象であった。

　〔本例は，口頭によるコミュニケーションはほとんど不可能で，家族とさえ筆談をしている。このような重い構音障害を，失語症と分類するか否かは議論の分かれるところである。内言語が保たれていることや，言語理解も良好で，障害が構音と文法障害に限られていたことを重視すれば，伝統的な分類方法による失語症には含まれないであろう。しかし，失語症が「脳の病巣により生じる言語の操作能力の障害である」という元来の定義を素直に解釈すれば，このように明らかに言語伝達が困難な症例が失語症でないと分類されるのは，分かりにくいことではある。〕
（佐藤ら，1995，1997）

## 症例10　純粋失読
　脳出血　男性　76歳　大卒　会社役員　右利き


　生来健康であった。ある日，夕刻より突然頭痛が出現し，夜半まで消失しなかった。翌朝，新聞が読めないことに気づき，驚いて受診した。頭部CTscanで左側頭葉後部に出血が認められ，緊急入院となった。入院時に痴呆症状はなく，一過性に軽度の書字読字障害と健忘失語を認めた。運動，感覚障害や失認，失行はない。40日間の入院で血腫は吸収され，書字障害と健忘失語は消失したが，読字障害のみが残った。このため約2年間，外来通院により読字障害の経過観察と訓練を行った。

＜医学的検査＞
　頭部CTscan：左側頭葉後部の灰白質から白質にかけて血腫を認めた。（図41）
　　MRI　$T_1$強調画像：左下側頭回から白質にかけての左側頭葉後

下部にlow intensity areaが認められた。（図42）

　視力：右裸眼視力　　0.7　　　右矯正視力　　0.9
　　　　左裸眼視力　　0.1　　　左矯正視力　　0.6

　視野：Goldmann視野計による動的測定で，発症後3カ月では右同名半盲を認めたが，5カ月後には消失していた。

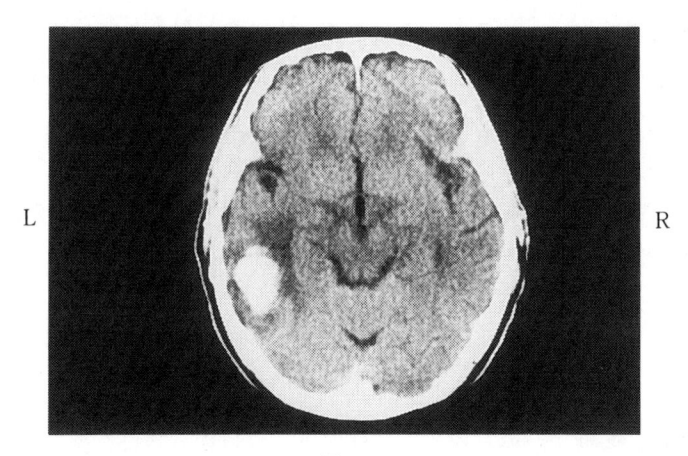

図41

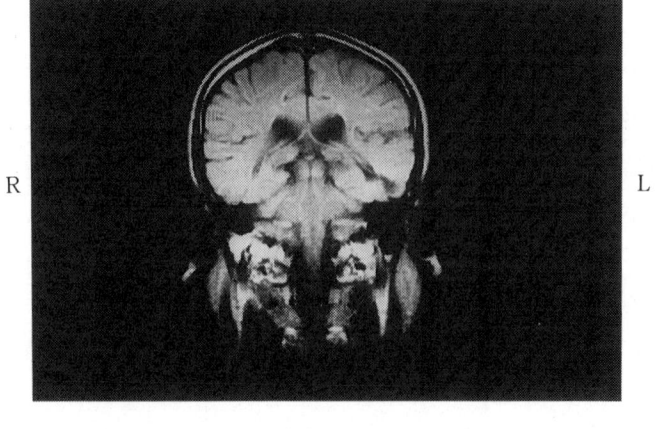

図42

<心理検査・神経心理学的検査>

WAIS：VIQ 136+，PIQ 102+，TIQ 119+

なお，IQにつけた+は，本例の年齢が76歳であるにもかかわらず，WAISの適用が64歳までしかなく，IQの算出ができない（scale out）ため，55〜64歳の年齢層にあるものとして算出したことを示す。したがって，本例のIQは実際にはより高いはずである。以下の症例についても同様である。

|  | 言語性検査 |  |  | 動作性検査 |  |
|---|---|---|---|---|---|
|  | 粗点 | 評価点(0〜19) |  | 粗点 | 評価点(0〜19) |
| 1. 一般的知識 | 23 | 15 | 7. 符号問題 | 32 | 6 |
| 2. 一般的理解 | 20 | 17 | 8. 絵画完成 | 16 | 11 |
| 3. 算数問題 | 13 | 11 | 9. 積木問題 | 28 | 8 |
| 4. 類似問題 | 24 | 15 | 10. 絵画配列 | 12 | 7 |
| 5. 数唱問題 | 10 | 9 | 11. 組合せ問題 | 27 | 8 |
| 6. 単語問題 | 53 | 18 |  |  |  |

言語性IQが非常に高い。符号問題の評価点が特に低かった。

標準失語症検査：

|  | 正答数 |
|---|---|
| 口頭命令に従う | 9/12 |
| 名詞の呼称 | 18/20 |
| 仮名単語の理解 | 9/10 |
| 短文の理解 | 8/10 |
| 書字命令に従う | 8/10 |
| 語の列挙 | 10語／分 |

以上を除き全問正答であった。

色彩に関する検査：16色の標準色紙(5.0×0.5cm)を張ったカード(26.0×8.0cm)を見せ，1）色名呼称　2）色名を書かせる　3）同色の同定　4）物品の色名を言わせるの4課題を施行したが，全問正答であった。

東大脳研式記銘力検査：

|  | 正解数 | |
|---|---|---|
|  | 有関係対語 | 無関係対語 |
| 1回目 | 7/10 | 2/10 |
| 2回目 | 9/10 | 1/10 |
| 3回目 | 8/10 | 1/10 |

有関係対語は正常範囲内にあるが，無関係対語は高年齢であることを考慮しても低下を認める。

Benton 視覚記銘力検査:

|  | 発症後2ヵ月 | 発症後7ヵ月 | 発症後10ヵ月 |
|---|---|---|---|
| 方　法 | A | A | A |
| 形　式 | I | II | III |
| 正解数 | 5 | 3 | 4 |
| 誤謬数 | 7 | 15 | 8 |
| 省　略 | 1 | 1 | 2 |
| 歪　み | 5 | 11 | 6 |
| 置き違い | 1 | 3 | 0 |
| L | 1 | 8 | 4 |
| R | 5 | 7 | 4 |

ＷＡＩＳの結果と比較すると，視覚性の即時記憶は低下している。

**失読について**

以下に示す本例の失読に関するコメントが，失読の特性と自宅での訓練の様子を如実に示している。「漢字も仮名も忘れたというよりはぎ取られたよう」「漢字は普段使わない字が思い出せない。じっと見ていると駄目で，目から離して待っていると出てくる」「黙読でも，丁寧に読めば音読の場合と理解の仕方は同じみたい」「休むことが効果がある。朝起きた時が最も理解が良い」「早朝から5時間勉強すると疲れて理解できなくなる」「音と訓を比較すると音の方が良い」「平仮名と片仮名を比較すると平仮名の方が紛らわしい」「しょっちゅうやってないと駄目。＜ぬ＞と＜む＞の区別がじきにわからなくなって，元に戻っちゃったのかと……」「文字を一字ずつ見せられるより文章の方が読みやすい。前後関係で予想できるから」「辞書を引くばかりが能ではない。最近はわからなくても飛ばして読む。考えているとますますわからなくなる」。

図43に平仮名文を音読させた時の所要時間を示した。「　」ごとに1

症例10　純粋失読

S61, 12, 18 (木)

にんじゃがっこうとびおりのじゅつ

「どうしたの、かみいえくん」
こんどは、やさしくいったので、ちゃんとはなせるか、わからなかったけど、
「ごめんなさい、ふたりでつくえにらくがきをしました」
ひっかりながら、やっといいました。
「そんなわるいことをしたの。こんどしたらおとうさんと、おかあさんをよんで、おはなしをおしえるからね」
「これから、やりません」
「ほんと、ほんとうに、ほんとなら、ゆるすけど、らいねん、一ねんせいがくるから、おともだちがすわりたくないっていわれるからね」
「はい」
すごくたくさんおこられるとおもったらあまりおこられませんでした。なみだが、とまってよかったなとおもいました。
ずっとまえ、かいせんとうでこうちょうせんせいとあそびました。ぐるぐるまわしているうちにねこをぶつけていたいのをがまんしていました。みん

なはこうちょうせんせいをみて、
「あははあ」
とわらいました。きゅうに、ぼくはこうちょうせんせいのこぶはなおったかなとおもいました。みると、どこもはれていないのでほっとしました。ぼくはもうらくがきは、しません。はこいしせんせいや、こうちょうせんせい、そして、みんなとやくそくをしました。ぼくのこどもがみんなでものをたいせつにします。もし、ぼくのこどもが見たら、がっかりしてかわいそうです。

（指導・箱石智子）

「にんじゃがっこうとびおりのじゅつ」

「おかあさん、にんじゃがっこうとびおりのじゅつっていうのは一ねん三くみ

図43

分を要している。平仮名のみで漢字がなく，挿絵もないこの種の文章は，本例には最も苦手であった。とくに，下段のタイトルは文字は大きいが，内容が分かり難いためか，16文字を読むのに1分30秒かかり悪戦苦闘であった。

図44は筆者が3つの単語を与え，それを用いて短文を作るよう教示し，筆者の目前で書かせたものである。書字も文章も立派であるが，時間が経過すると，自分で書いたこの文章を読めなかった。

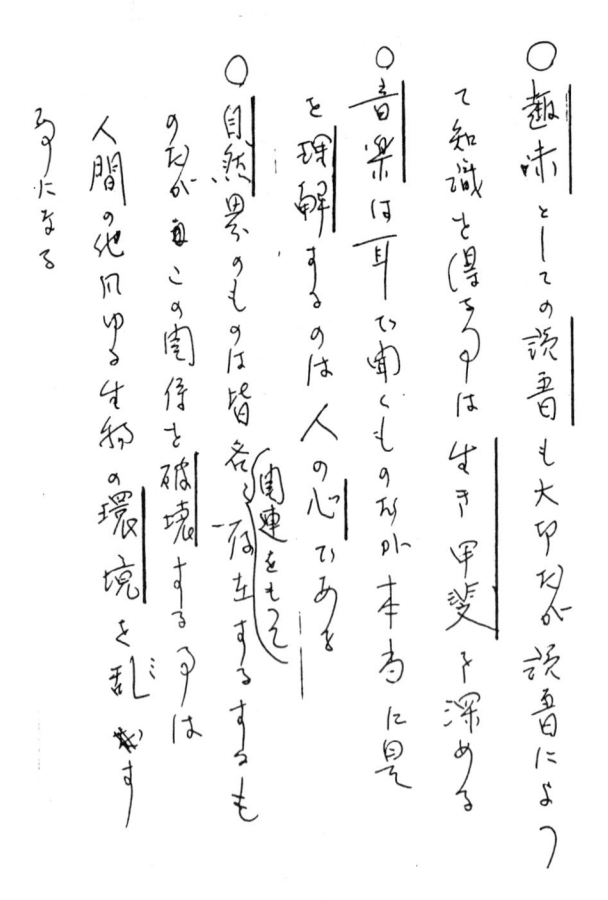

図44

仮名：平仮名，片仮名各2種類ずつのランダム表（30×10文字，ワープロ印字をB4紙にコピーしたもの）を日を変えて繰り返し音読させ，誤りの出現頻度と成績の変化を調べた。ランダム表では同一文字を繰り返し示したにもかかわらず，読める時と読めない時の変動が大きく，機能変遷（鳥居ら，1972）が認められた。誤りの特性は，
　　1．形態が類似しているもの（あ→お，さ→き，ク→タ，ナ→ラ）
　　2．母音が同じもの（け→め，た→か，コ→ト，ソ→ト）
　　3．子音が同じで，母音が異なるもの（く→き，ひ→へ，ク→キ，ホ→ウ）に分けられた。

漢字：小学校6年生の教科書から選んだ，830題の漢字に仮名をふらせたところ，誤りは11題であった。また，同一漢字を音と訓で読ませるように作製した当用漢字の単語210題について仮名をふらせたところ，誤りは音が18題，訓が36題で，本例自身が述べているとおり訓の方が多かった。

〔本例はごく純粋な失読であるが，Benton視覚記銘力検査と東大脳研式記銘力検査の無関係対語の成績に低下を認めたことは，文字のみではなく，視覚性の記憶と聴覚性（音韻）の記憶が共により広く障害されていることを示唆している。

読字は漢字より仮名が重症で，専門書より絵本を読む方が困難であった。一般に，純粋失読に付随するとされる色名呼称障害がなかったのは，病巣部位が典型例（古典型）と異なるからであろう。書字障害と同名半盲は発症直後に一過性に認められたが，まもなく消失した。数字の読みには何ら問題がなかった。失読の種類は字性失読である。漢字では音より訓に誤りが多い。音読と黙読による理解度には明らかな差が認められない。仮名も漢字も読みの成績には日内変動があった。

本例は元来大変な勉強家であったので，読字障害は大きな打撃であった。しかし退院後間もなく，まだほとんど文字が読めない時期に，2時間にも及ぶ専門的な講演をしている。このように，あえて外出し，他人

と接する仕事を積極的に引受けると共に，自宅では毎日数時間以上たゆまなく訓練を続けた。その様子を，「1ページ読むのに10回以上辞書を引くので，掌に辞書を載せたまま本を読んだ」と報告している。

　発症後1年9カ月にわたり毎週訓練を続行し，経過観察したが，多少の改善しか認められなかったため訓練を断念した。しかし，その3年後（発症後5年）に会った時には，ほとんど読みの障害は消失しており，本例自身も「読書に不自由は感じない」と述べている。本例には，読字障害がありながら知的活動が続行できること，高齢であっても，忍耐強い繰り返しの学習は常識を超えた効果をもたらすことがあることを教えられた。全般的な知能の高さと無比の意欲，忍耐力，勤勉さの賜物であろうと推察される。〕（中野ほか，1989$_1$）

症例11　失読失書
　脳出血　男性　68歳　大卒　自営業　右利き

　朝7時頃，突然両眼が痛みだした。約2時間後に文字を書けないことに気づいたため某総合病院を受診し，入院となった。入院時の血圧は220/98であった。運動麻痺などの神経学的病的所見は認められなかった。発話は流暢で聴覚的理解，呼称，語想起ともに良好であった。元来，読み書きは得意であったが，精査したところ，漢字は3文字，仮名も3，4文字しか読むことも書くことも出来ないほど重症の失読失書であった。約9カ月間にわたり書字読字の訓練を行ったが，顕著な改善を認めたのは当初の2カ月間のみで，その後は一進一退を繰り返した。結局，小学1年と2年時に習う仮名と漢字さえも完全に読み書きできるまでに回復しなかった。しかし，仕事（肉問屋の社長）には復帰でき，一人で海外出張もこなした。発症後8カ月間に，仕事上関係があった地名や人名を想起したが，それ以上の進展はなかった。

＜医学的検査＞

頭部ＣＴscan：左側頭葉後部底面に高吸収域の出血が認められた。
(図45)

ＭＲＩ：発症6カ月後，$T_1$強調像で左下側頭回から白質に及ぶ左側頭葉後下部底面に low intensity area を認めた。(図46)

視野：Goldmann視野計により右上同名1/4半盲を認めた。

＜心理検査・神経心理学的検査＞

ＷＡＩＳ：ＶＩＱ111+，ＰＩＱ60+，　ＴＩＱ 92+

| | 言語性検査<br>評価点(0〜19)<br>1回目<br>発症後2W | | 動作性検査<br>評価点(0〜19) | | |
|---|---|---|---|---|---|
| | | | | 1回目<br>発症後2W | 2回目<br>発症後15W | 3回目<br>発症後6M |
| 1. 一般的知識 | 12 | 7. 符号問題 | 4 | 4 | 5 |
| 2. 一般的理解 | 16 | 8. 絵画完成 | 6 | 2 | 4 |
| 3. 算数問題 | 4 | 9. 積木問題 | 0 | 2 | 4 |
| 4. 類似問題 | 15 | 10. 絵画配列 | 3 | 3 | 7 |
| 5. 数唱問題 | 8 | 11. 組合せ問題 | 0 | 3 | 4 |
| 6. 単語問題 | 9 | | | | |

言語性ＩＱはnormal範囲（中の上）であるが，動作性ＩＱは著しい低下を認める。積木，組み合わせなどの構成課題をはじめ動作性課題の評価点は全般に低い。

Benton　視覚記銘力検査：

| | 方法 | 形式 | 正解数 | 誤謬数 | 省略 | 歪み | 保続 | 回転 | 置違い | Ｌ | Ｒ |
|---|---|---|---|---|---|---|---|---|---|---|---|
| 発症後2W | A | I | 2 | 17 | 0 | 10 | 2 | 0 | 4 | 8 | 9 |
| 発症後4W | A | I | 4 | 11 | 2 | 7 | 0 | 0 | 2 | 4 | 7 |
| 発症後10W | A | I | 4 | 11 | 1 | 5 | 3 | 0 | 2 | 5 | 7 |
| 発症後6.5M | A | I | 2 | 13 | 2 | 5 | 2 | 1 | 3 | 4 | 7 |

視覚性の即時記憶は著しい低下を認める。

東大脳研式記銘力検査：

| | 正解数 | |
|---|---|---|
| | 有関係対語 | 無関係対語 |
| 1回目 | 10/10 | 0/10 |
| 2回目 | 10/10 | 0/10 |

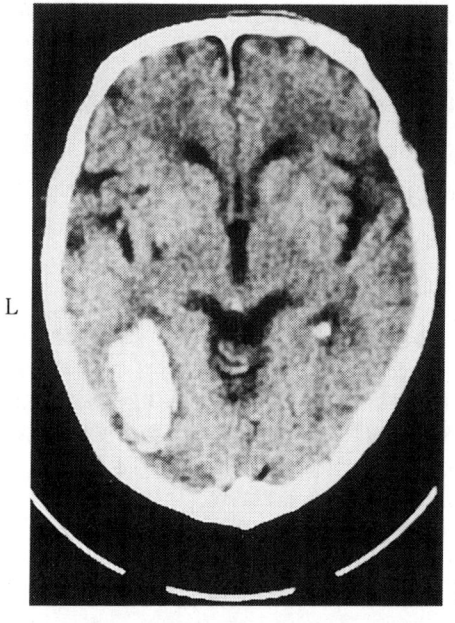

図45

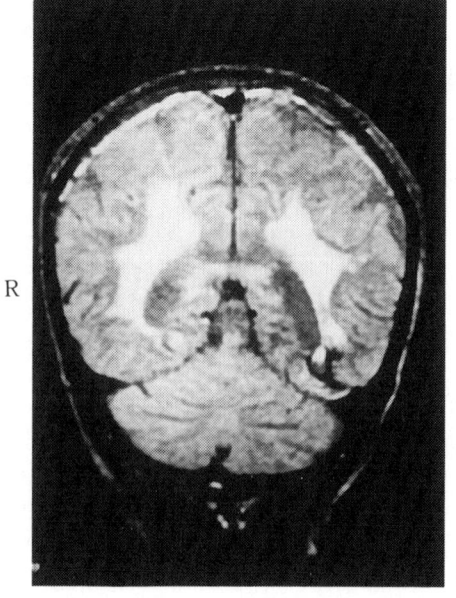

図46

図47

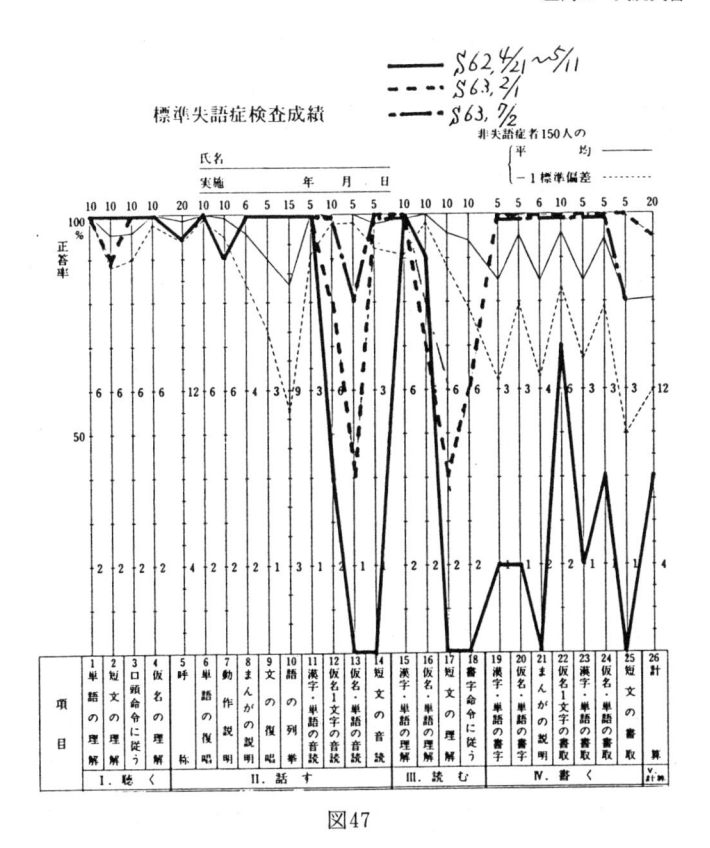

　有関係対語の即時記憶は優れているが，無関係対語は著しい低下を認める。
　標準失語症検査：読み，書き，筆算に関する課題を除き全て正常範囲内にある。9カ月後と1年2カ月後に読み書きに関する課題のみを再検し，初回より改善を認めた。（図47）
　聴覚性の言語理解力は正常で，構音障害や失文法もなく，日常会話は滑らかで何ら問題はない。図48は単語の理解のための検査用カードを音読させた結果であるが，漢字単語は6／11，仮名は1／12の正解，アルファベットはAは読めたが，Bは「る」と読んだ。

| 漢字単語 | | 仮名単語 | |
|---|---|---|---|
| 刺激 | 反応 | 刺激 | 反応 |
| Aカード | Aあーべ | Bカード | る、か、ぼう、「た」に点で「だ」 |
| 猫 | ○ねこ | ねこ | ぬ、こ |
| 馬 | ○うま | うま | るま |
| 自動車 | ちからじまん | でんわ | べんら |
| 電話 | ○でんわ | じどうしゃ | じ、べ、あとだから「ど」、る、れ、や |
| 靴下 | たび | めがね | らがそ |
| 水 | ○みず | たまご | たもご |
| 太陽 | ○たいよう | ぼうし | ぼるれ |
| 卵 | みず | くつした | くそした |
| 帽子 | わからない | みず | ぬご |
| 家 | ○いえ | たいよう | たいそ、よ、そ |
| 眼鏡 | とけい | いえ | ○いえ |

図48 標準失語症検査の単語の理解の検査用カードを音読させたもの（○は正解）

Bender Test：図形の模写は正確とは言えないまでも，顕著な崩壊や誤りはない。

失行に関する検査：命令動作，模倣動作ともに可能。日常生活行動にも問題はない。ＷＡＩＳの動作性課題では，構成課題（積木，組み合わせ問題）をはじめ得点が全般に低い。しかし立体の模写も可能で，図形の模写(Bender Test)にも顕著な崩壊や誤りはない。

失認に関する検査：物体の絵や重ね絵の認知，状況画の説明などの課題で問題がない。また絵の模写，描画，日常生活行動の観察などから左半側空間無視はない。

色彩に関する検査：標準色12種類に金銀を加えた色紙を張ったカード14枚を見せ，色名呼称をさせた。緑を「空色」，ピンクを「紫」，茶を「紺でもなし，何でしょう」，灰色を「空色」と答えた。その他は正解であった。同色の matching 課題および物品の色名を言わせる課題では全問正解であった。

Categorization：平仮名，片仮名，漢字，アルファベットの大文字，

小文字，無意味図形を各5種類を1個ずつ書いたカード（8.0×6.0 cm）30枚を毎月1回の頻度でカテゴリーごとに分類させたが，初めて誤りなく分類できたのは発症後7ヵ月であった。

**失読失書について**

仮名：5.0×5.0 cmの厚紙に，平仮名と片仮名計92文字を各1文字ずつ黒のマジックで大きく書き，順序をランダムに1枚ずつ見せて音読させた。ほぼ隔週に1回施行し，正答率をグラフで示した（図49a）。実線は平仮名，点線は片仮名である。平仮名も片仮名も発症後2カ月までは著しい改善を示し，一過性に正解率が95％に達したが，その後は再び60％まで低下し，一進一退を繰り返しそれ以上回復しなかった。

誤りの種類は，1．平仮名，片仮名ともに形態が類似しているもの（あ→お，ヒ→セ）2．母音は正しく子音に誤りがあるもの（け→て，ミ→キ）3．子音は正しく，母音に誤りがあるもの（う→い，ホ→ヒ）4．その他（いずれの分類にも入らないもの，く→な，ツ→モ）に分類された（図50）。

漢字：図49bは漢字の音読の成績である。折れ線グラフは小学校1年，および1，2年の教科書に出てくる漢字の1文字〔Ⅰ〕と単語〔Ⅱ〕である。限られた漢字で無理に作製したため，単語としてあまり良くないものもあるが，小学校1，2年生用教科書からの出題ということで難易度を特定した（図51）。漢字やその熟語においても，仮名の場合と同じく音読と理解に乖離はなかった。グラフは徐々に改善傾向を示しているが，全問正答には至っていない。図50は音読の誤りの種類を分類したものである。

図52は発症後24日のＳＬＴＡの書字に関する課題の結果である。漢字も仮名も錯書*はあるが，音読と理解の間に乖離を認めなかった。漢字の書き取りでは正解は「本」と「新聞」のみであった。

しかし，発症後13日に仕事で毎日使用していた「牛」「豚」「鶏」の

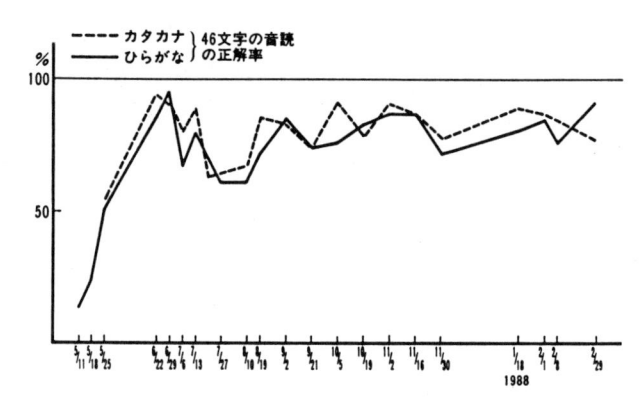

図49a 仮名の音読の正解率

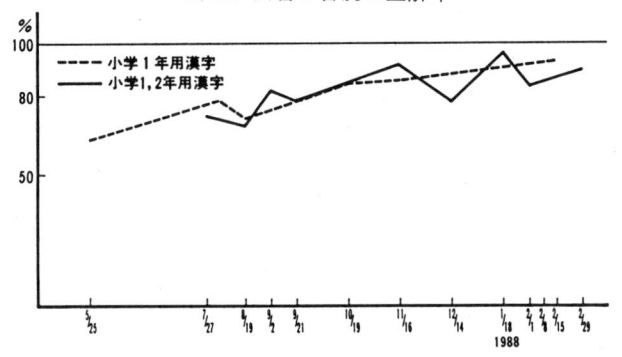

図49b 漢字の音読の正解率

あーお は、ランダム表の「あ」を誤って「お」と読んだの
但し重複しているものもある

| 形態が類似 | | 母音が同じ | | 音韻の混乱 | | その他 | |
|---|---|---|---|---|---|---|---|
| 平仮名 | 片仮名 | 平仮名 | 片仮名 | 平仮名 | 片仮名 | 平仮名 | 片仮名 |
| あーお | カーオ | うーゆ | ターカ、マ、ム | あーお | クーコ | くーな | ツーモ |
| きーほ | キーモ | けーて | テーナ | うーい | チーテ | しーれ | テーハ |
| けーほ | ケータ、テ、ナ | たーは、ま | ナータ | えーお | チータ | せーも | ヌーモ |
| こーに | シーネ | ちーき | マーカ | ちーつ | ヘーフ | そーゆ | ホーノ |
| さーき | ソーン、タ | つーふ | ミーキ | ほーひ | ホーヒ、フ | たーみ | |
| しーれ | テーナ | なーま | ユーク | みーめ | ムーモ | ちーふ、わ | |
| たーに、こ | トーヒ | ねーれ | | むーも | | つーわ | |
| ちーき、ま、わ | ネーム | むーふ | | めーれ | | とーし | |
| はーほ | ヒーセ | | | らーれ | | ねーそ、、るな | |
| へーく | ヘーフ | | | ろーる | | ほーく、るな | |
| ほーま | マーカ、ヌ | | | | | めーる | |
| めーぬ | ヤースク | | | | | んーれ | |
| ろーる | ユーク | | | | | | |
| わーれ | リーク | | | | | | |
| | ローユ、コ | | | | | | |

図50 仮名文字における音読の誤りの分類

〔Ⅰ〕

| 右 | 雨 | 円 | 王 | 音 | 下 | 火 | 花 | 学 | 気 | 休 | 金 |
|---|---|---|---|---|---|---|---|---|---|---|---|
| 空 | 月 | 犬 | 見 | 口 | 校 | 左 | 山 | 子 | 糸 | 字 | 耳 |
| 車 | 手 | 出 | 女 | 小 | 上 | 森 | 人 | 水 | 正 | 生 | 青 |
| 夕 | 石 | 赤 | 川 | 先 | 早 | 足 | 村 | 大 | 男 | 中 | 虫 |
| 町 | 天 | 田 | 土 | 日 | 入 | 年 | 白 | 文 | 木 | 本 | 名 |
| 目 | 立 | 力 | 林 | 一 | 九 | 五 | 三 | 七 | 十 | 千 | 二 |
| 八 | 百 | 六 |   |   |   |   |   |   |   |   |   |

〔Ⅱ〕 学校　先生　青空　手足　男女　出口　左右　校正　上下
　　　火花　大小　村人　休日　大木　水音　森林　赤青　白人

図51

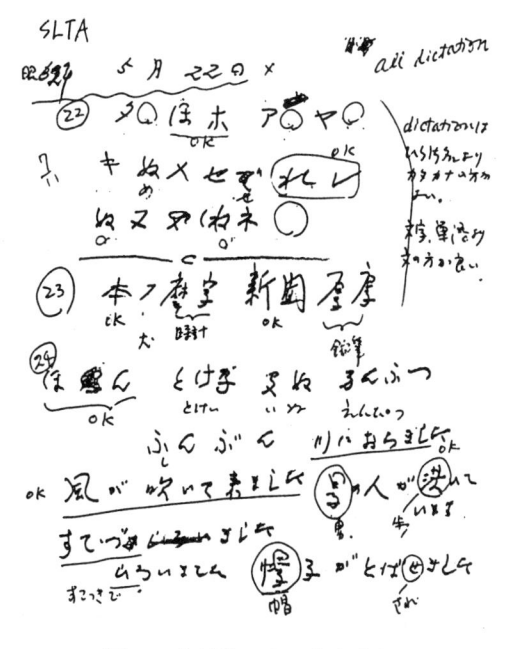

図52　聴刺激による書き取り

3文字の漢字を筆者の目前で書いてみせ（仮名では読み書きともに不能），「これだけ読み書きができれば仕事に戻れます」とうれしそうに述べた。このことが本例に意欲と自信をもたらし，重篤な障害があるにもかかわらず退院直後の職場復帰を可能にした。発症後2ヵ月には得意先10人の姓を書くことができ，また半年後には仕入れ元や仕入れ先の地名（漢字）の読み書きが可能となった。

〔本例の書字読字障害は，訓練をしても実用的なレベルには達しなかった。しかし，書字読字障害を除き言語性の知能に低下は認めず，社会復帰に対する意欲も高かったので，高齢にもかかわらず早期に職場に復帰した。単独で地方への出張もこなし，外国旅行もしている。筆者が「駅名も読めないのに，困りませんか」と尋ねると，「雰囲気でわかります。わからなければ，聞けばいいんですから」と答えた。

仕事に不可欠な上記3語の漢字のみは忘れていなかったことが，職場復帰の大きな要因となっている。本例には，
1）職業に結びついた記憶事象は，過剰学習されているので失われにくいこと
2）元来知能が高く，全般的な言語性の知能が保たれている場合には，かなり重大な失読失書があっても知的な仕事に復帰できる場合があること
3）そのためには意欲が重要な要因であること
を教えられた。〕（中野ほか，1990₁）

## 症例12　純粋失書

脳梗塞　男性　72歳　高専卒　自営業　右利き

話しにくい，書字が遅い，めまいがある，を主訴として某総合病院を受診した。頭部CTにより脳梗塞巣を認め，精査のため入院した。入院時には意識清明かつ運動，知覚障害は認めなかった。話しにくさは他者

からは気づかれないほど軽微であった。

　退院直後から約半年間は毎週1回，その後約2年間にわたり，月に1，2回外来にて失書の訓練と経過観察を施行したが，何度覚えても文字をすぐ忘れてしまい，学習効果がなかった。しかし，絵を覚えることなどの視覚的記憶は非常に優れており，日常生活（自営業で店番をしている）でも支障はなかった。読字はほぼ問題がなく，発症後もずっと新聞を読んでいた。

＜医学的検査＞

　頭部CT scan：左側頭葉後部の中大脳動脈，後大脳動脈分水領域に境界鮮明な梗塞像が認められた。（図53）

　MRI $T_1, T_2$ 強調画像：左側頭葉後部から左後頭葉にかけて脳実質および皮質下に高信号域が認められ，梗塞により生じた萎縮を示すものと推定された。（図54）

　視　力：右裸眼視力　0.8　　　右矯正視力　1.2
　　　　　左裸眼視力　0.6　　　左矯正視力　0.9

＜心理検査・神経心理学的検査＞

　WAIS：1回目　VIQ94+，PIQ106+，TIQ99+，
　　　　　　（発症後40日）
　　　　2回目　VIQ95+，PIQ109+，TIQ101+，
　　　　　　（発症後2年）

| | 言語性検査評価点(0〜19) | | | 動作性検査評価点(0〜19) | |
|---|---|---|---|---|---|
| | 発症後40日 | 発症後2Y | | 発症後40日 | 発症後2Y |
| 1. 一般的知識 | 8 | 8 | 7. 符号問題 | 6 | 7 |
| 2. 一般的理解 | 11 | 10 | 8. 絵画完成 | 8 | 12 |
| 3. 算数問題 | 5 | 5 | 9. 積木問題 | 13 | 11 |
| 4. 類似問題 | 8 | 9 | 10. 絵画配列 | 7 | 9 |
| 5. 数唱問題 | 8 | 8 | 11. 組合せ問題 | 9 | 6 |
| 6. 単語問題 | 7 | 8 | | | |

　2年後に再検したが変化はない。

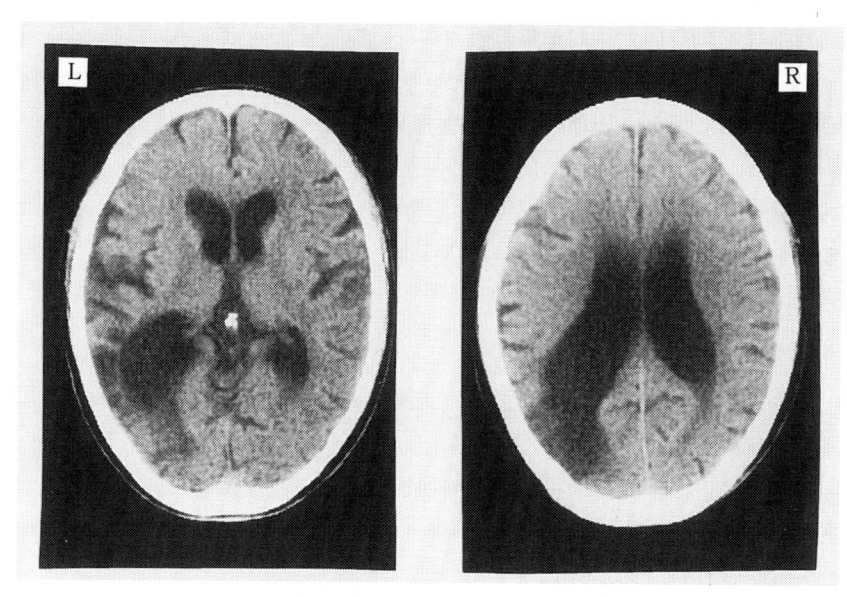

図53 頭部CT (1987.11.7)

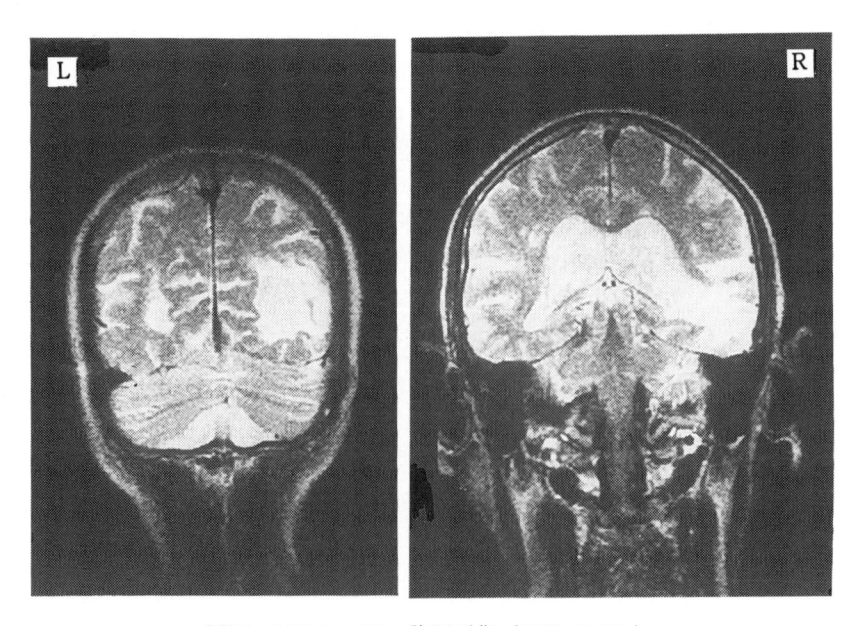

図54 MRI T₂強調画像 (1988.7.12)

全体として健常範囲にあるが，算数問題と符号問題に低下が認められた。積木問題は優れている。

Raven's Coloured Progressive Matrices :　(図55 a )

full mark (score36)

## Coloured Progressive Matrices

**Sets A, Ab, B**

| | A | | | Ab | | | B | |
|---|---|---|---|---|---|---|---|---|
| 1 | 4 | ○ | 1 | 4 | ○ | 1 | 2 | ○ |
| 2 | 5 | ○ | 2 | 5 | ○ | 2 | 6 | ○ |
| 3 | 1 | ○ | 3 | 1 | ○ | 3 | 1 | ○ |
| 4 | 2 | ○ | 4 | 6 | ○ | 4 | 2 | ○ |
| 5 | 6 | ○ | 5 | 2 | ○ | 5 | 1 | ○ |
| 6 | 3 | ○ | 6 | 1 | ○ | 6 | 3 | ○ |
| 7 | 6 | ○ | 7 | 3 | ○ | 7 | 5 | ○ |
| 8 | 2 | ○ | 8 | 4 | ○ | 8 | 5 | ○ |
| 9 | 1 | ○ | 9 | 6 | ○ | 9 | 4 | ○ |
| 10 | 3 | ○ | 10 | 3 | ○ | 10 | 3 | ○ |
| 11 | 4 | ○ | 11 | 5 | ○ | 11 | 4 | ○ |
| 12 | 5 | ○ | 12 | 1 | ○ | 12 | 5 | ○ |
| | 12 | | | 12 | | | 12 | |

NOTES:—

Very Superior

| TOTAL | GRADE |
|---|---|
| 36 | I |

full mark

DG 85 35,000

TESTED BY ... Nakano ..........

図55 a

Raven's Standard Progressive Matrices : (図55b)

発症後 4 カ月　　score 54/60　very superior

発症後 14 カ月　　score 50/60　very superior

**STANDARD PROGRESSIVE MATRICES**
**SETS A, B, C, D, & E**

Name_____　　Ref. No._____

Place_____　　Date_____

Age_____　　Birthday_____

Test begun_____　　Test ended_____

| | A | | B | | C | | D | | E | |
|---|---|---|---|---|---|---|---|---|---|---|
| 1 | 4 | O | 2 | O | 8 | O | 3 | O | 7 | O |
| 2 | 5 | O | 6 | O | 2 | O | 4 | O | 6 | O |
| 3 | 1 | O | 1 | O | 3 | O | 3 | O | 8 | O |
| 4 | 2 | O | 2 | O | 8 | O | 7 | O | 2 | O |
| 5 | 6 | O | 1 | O | 7 | O | 8 | O | 1 | O |
| 6 | 3 | O | 3 | O | 4 | O | 6 | O | 4 | O |
| 7 | 6 | O | 5 | O | 5 | O | 5 | O | 5 | O |
| 8 | 2 | O | 6 | O | 1 | O | 4 | O | 6 | O |
| 9 | 1 | O | 4 | O | 7 | O | 1 | O | 3 | X |
| 10 | 3 | O | 3 | O | 6 | O | 2 | O | 6 | O |
| 11 | 4 | O | 4 | O | 1 | O | 2 | X | ? | X |
| 12 | 5 | O | 5 | O | 3 | X | 2 | X | ? | X |
| | 12 | | 12 | | 11 | | | | | |

Notes　*Very Superior*

| Time | Total | Grade |
|---|---|---|
| 42' | 54 | I |

Tested by　*nakano.*

Wisconsin Card Sorting Test ：筆者らが作製した修正版（中野・今井，1990₃，1992₁）を施行。達成 categories 数（ＣＡ）は R-Milner 法，R-Nelson法ともに最高点の６，誤り０で very superior。

 標準失語症検査：図56は発症後２カ月，14カ月，24カ月の成績である。言語理解力は良好。構音障害や失文法もなく，日常会話は滑らかで何ら支障はない。「語の列挙」は10個とやや少ないが，高年齢であること，元来口数が少ないことなどからとくに問題とはならないと考えられる。他には「書く」の項目のみに低下を認める。

 その他の神経心理学的所見：視覚失認，左半側空間無視，構成失行，観念失行，観念運動失行，左右失認，手指失認などの高次脳機能障害はない。色名呼称障害も認めない。針金で作った４種類の形態を目隠しして触らせた後，描いて再生させる課題，同じく数個の中から同一のものを触覚により選択するmatching課題では，ともに誤りはなかった。プラスチック製の平仮名文字を触らせて判読させる課題においても両手とも誤りはなく，触覚には問題がなかった。

 視覚記銘力検査：庭で母親が洗濯物を干し，子供が花に水をやっている影絵の状況画を30秒間見せて隠した後，絵の中の11箇所が欠落している同じ絵を見せ，何がどこにあったか尋ねた。直後，５分後，10分後，20分後，40分後に，繰り返し同じ質問をしたが，全問正答であった。

 絵の模写とその記憶による再生：５枚のモデルカードを１枚ずつ見せながら模写をさせ，全カードの模写が終了した後カードを隠し，「今描いた図形を思い出して全部描いて下さい」と教示した。模写は立体も含めてほぼ誤りなくきれいに描けている（図57）。

 書字：本例の失書は想起困難による誤りが主体であるが，錯字もある。想起できない文字の多くはしばらく待っていると「出てくる」のが特徴である。また図58・59に示すように字体はしっかりしており，構成失書に見られるような（Leischner 1969，太田 1970）構成上の誤りや文字の歪みはなかった。仮名文字の聴覚刺激による書き取りでは，平仮名で

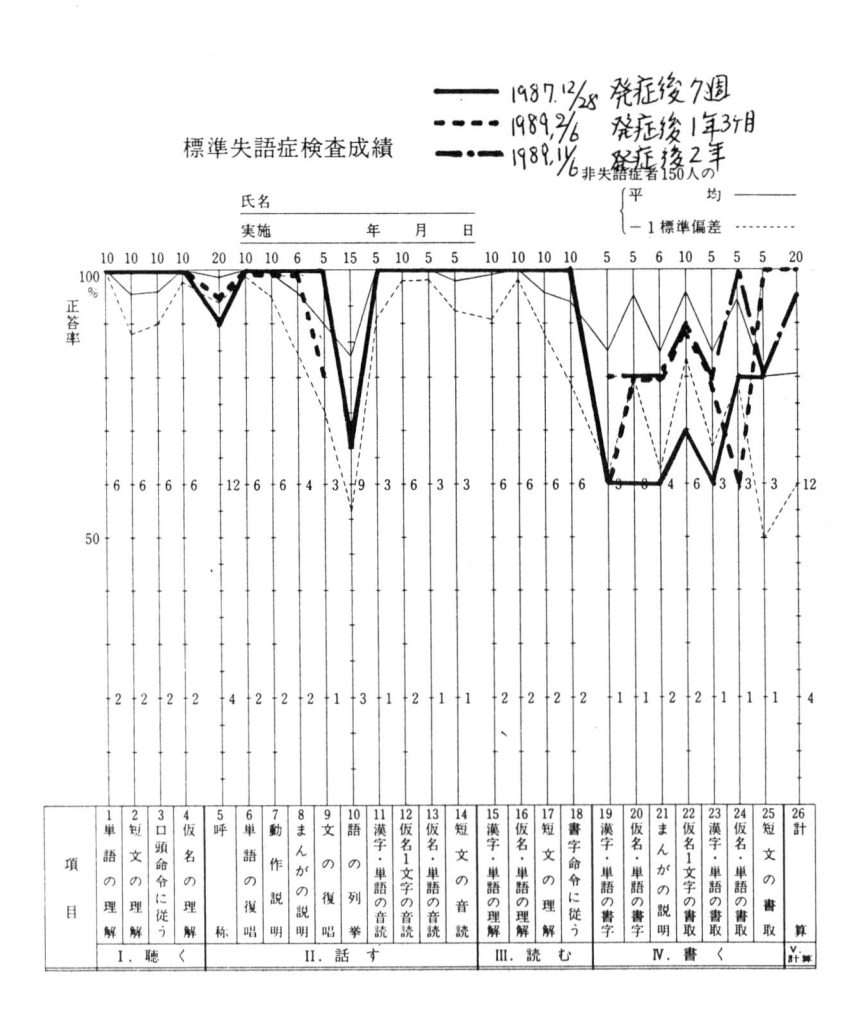

図56 標準失語症検査（SLTA）の結果

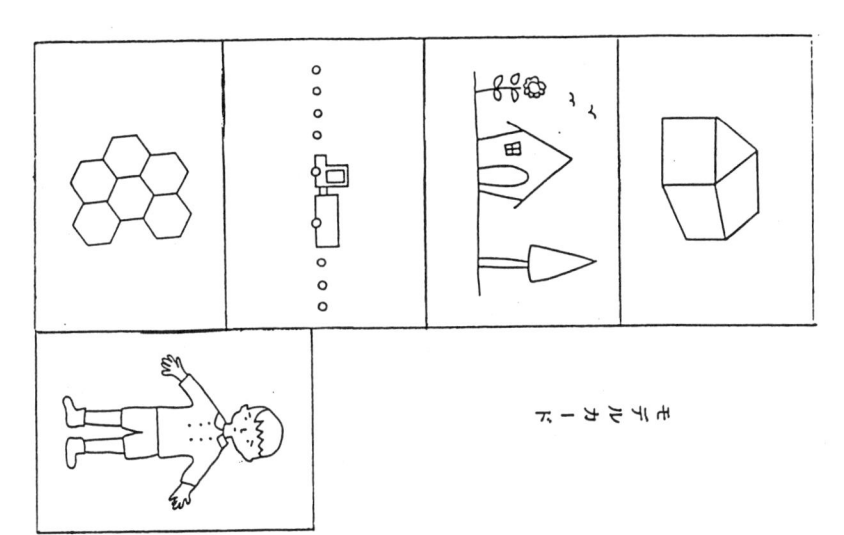

症例12 純粋失書 203

モデルカード

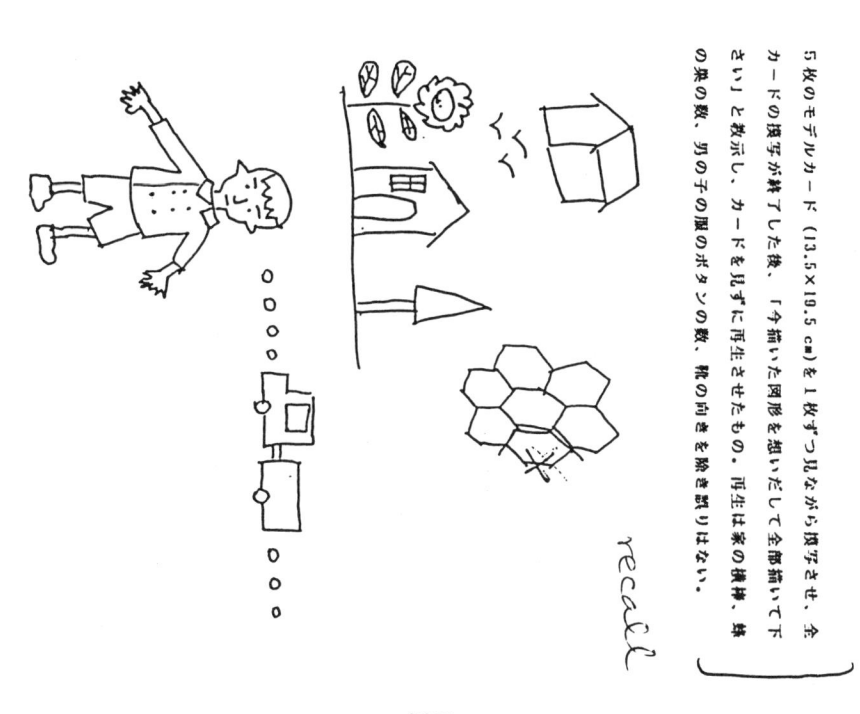

recall

5枚のモデルカード（13.5×19.5cm）を1枚ずつ見ながら摸写させ、全カードの摸写が終了した後、「今描いた図形を想いだして全部描いて下さい」と教示し、カードを見ずに再生させたもの。再生では家の模様、林の果の数、男の子の服のボタンの数、靴の向きを除き誤りはない。

図57

28/46，片仮名で24/46 文字しか正解がなかった（図58）。平仮名単語の書き取りでは4/10，片仮名単語は6/17，漢字単語は5/9 の正解であった（図59）。

　図60a は鈴木Binet 式知能検査の43問，本来は文章を音読させた後，内容をどの位覚えているか問う視覚性の記憶問題であるが，この文章を検者が読み上げて書き取らせた。

　漢字，仮名とも想起困難が主ではあるが，仮名では「つ」を「ち」に，「ばかり」を「あかり」になど，母音や子音を誤る錯書がある。また漢字では，「昨夜」を「夕夜」に，「東京」を「大きょう」に，「女の子」を「女の少」になど，意味が類似している文字への錯書が多い。図60b は約2年後に同じ課題を施行した結果である。前回より改善はしているが，なお誤りがある。

　2年余にわたり毎日日記を書かせたり，宿題を課して書字練習をさせたが，顕著な進歩がみられたのは初期の2カ月間のみであった。「いくら覚えてもすぐに忘れてしまう」としばしば訴えている。

　読字：新聞は不自由なく読んでいるとのことなので，朝日新聞の見出しと記事を音読させたが，ほぼ誤りなくすらすら読み，内容の理解も可能であった。本例自身にも「読み難い」という自覚はない。

　〔本例は書字障害はあるが，書字を除く知能障害はほとんど認められない。読字障害もごく軽度である。さらに，図や絵の描画や記憶再生が優れており，学習効果がないのは書字に関してのみである。このような「純粋な」失書であることがデータからよくわかるように，何が障害され，何が障害されていないかをできるだけ客観的に示すことができる何種類かの検査を試みた。しかし，この領域ではほとんど既存のテストがなく，多様な刺激材料を自分で作製して使用した。

　図61は症例7，8，9の頭部CT scanの像を各自の頭蓋単純X線写真に投影したもの（篠永正道氏による作図）である。3例の病巣部位が非常に近いことがわかる。〕（中野ほか，1990$_2$）

症例12　純粋失書　205

平仮名は46文字中28文字、片仮名は24文字正解。

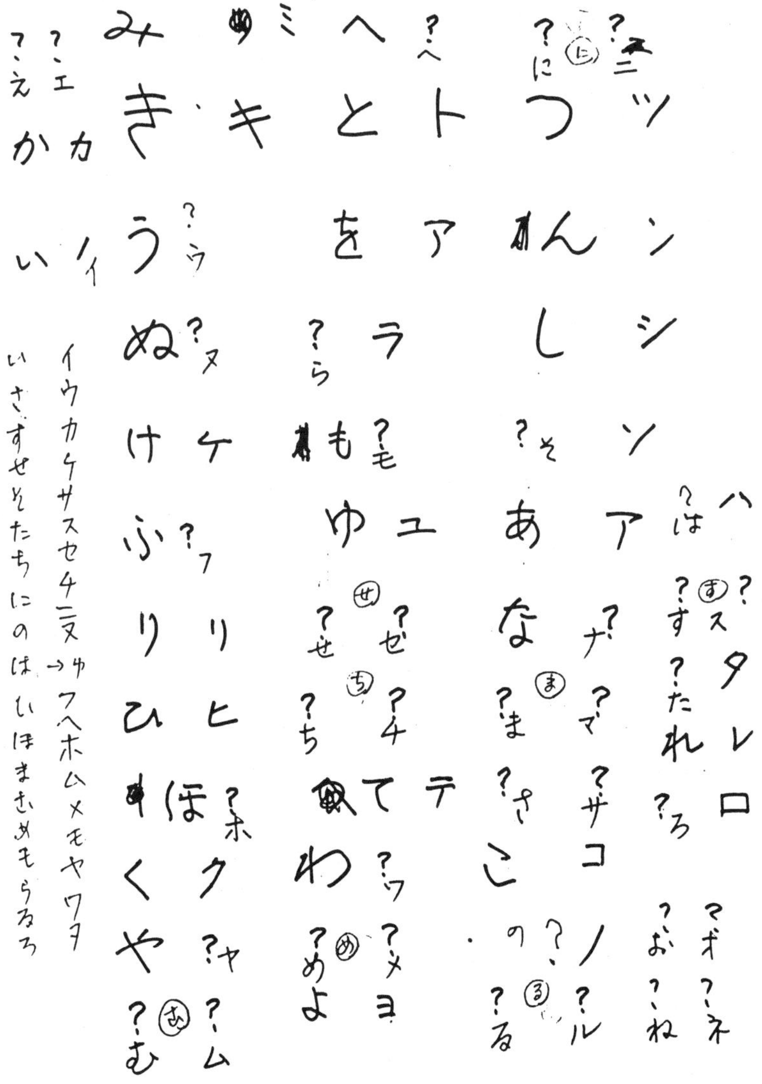

図58　（1987.12.7 施行）

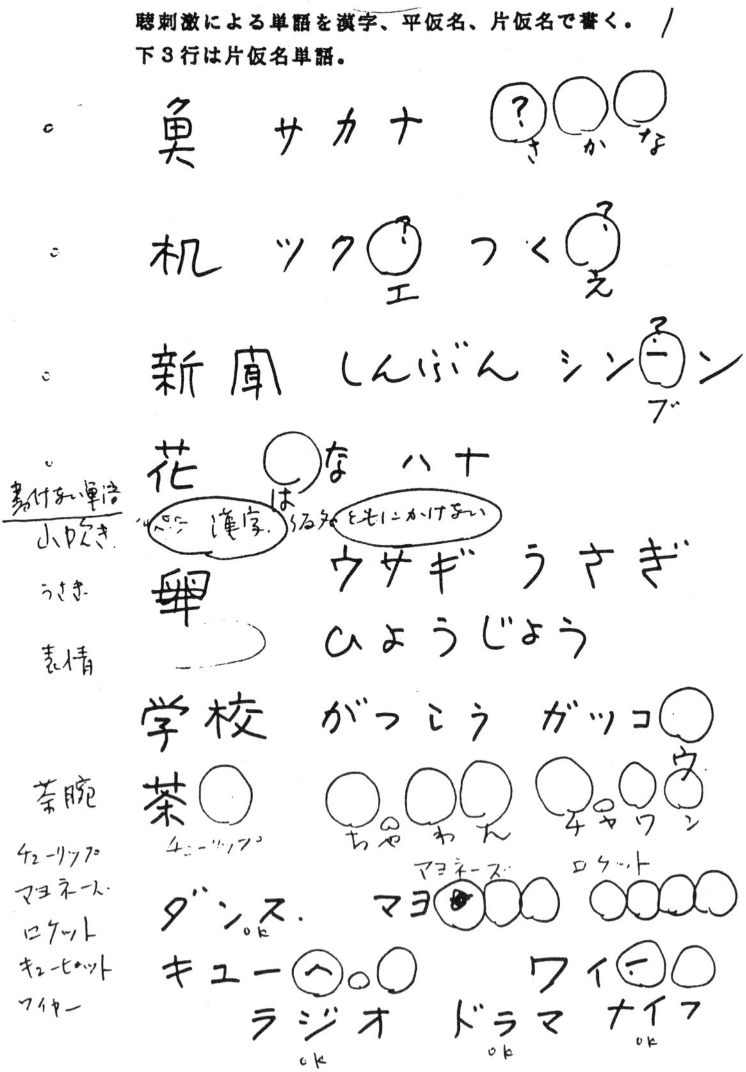

聴刺激による単語を漢字、平仮名、片仮名で書く。
下3行は片仮名単語。

○　臭　サカナ　？○○
　　　　　　　さ　か　な

○　机　ツク○　つく○
　　　　　　エ　　　　え

○　新聞　しんぶん　シン○ン
　　　　　　　　　　　　　ブ

書付ない単語  花　○　な　ハナ
小ゆびき　　　　　は

うさぎ　　卑　ウサギ　うさぎ
表情　　　　　ひょうじょう

　　学校　がっこう　ガッコ○
　　　　　　　　　　　　　ウ
茶腕　茶○　　○○○○　○○○○
　　　　　　　ちゃわん　チャワン
チューリップ　チューリップ
マヨネーズ　　　　　　　マヨネーズ　ロケット
ロケット　　ダンス．　マヨ○○　　○○○
キューピット　キュー○○　　　ワイ○○
ワイヤー　　　ラジオ　ドラマ　ナイフ
　　　　　　　　ok　　　ok　　　ok

図59　(1987.11.30施行)

数列、文章（鈴木-Binet Test の問）、漢単語（小学1年用教科書から出題）

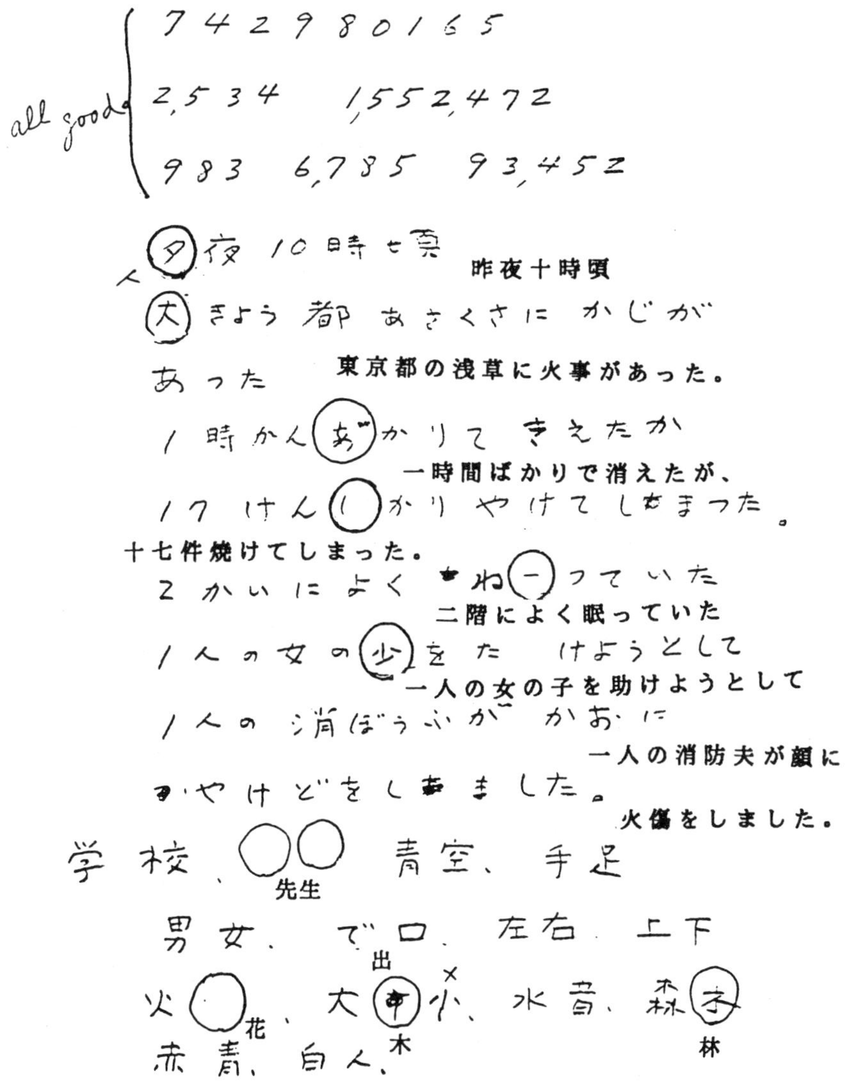

all good {
7 4 2 9 8 0 1 6 5
2,534   1,552,472
983  6,735  93,452
}

夕夜 10時七夏　　昨夜十時頃
(大)きょう都 あさくさに かじが
あった　　東京都の浅草に火事があった。
1時かん(あ)かりて きえたか
　　　　　一時間ばかりで消えたが、
17けん(や)かりやけて しまった。
十七件焼けてしまった。
2かいに よく ね(む)っていた
　　　二階によく眠っていた
1人の 女の(少)を た けようとして
　　　一人の女の子を助けようとして
1人の 消ぼうふが かおに
　　　　　　一人の消防夫が顔に
やけどを しました。
　　　　　火傷をしました。

学校、○○、青空、手足
　　　先生
男女、で口、左右、上下
　　　出
火○、大(中)、小、水音、森(子)
　花　　　×　　　　　林
赤青、白人、
　　　　木

図60a　聴刺激による書き取り（1987.11.30施行）

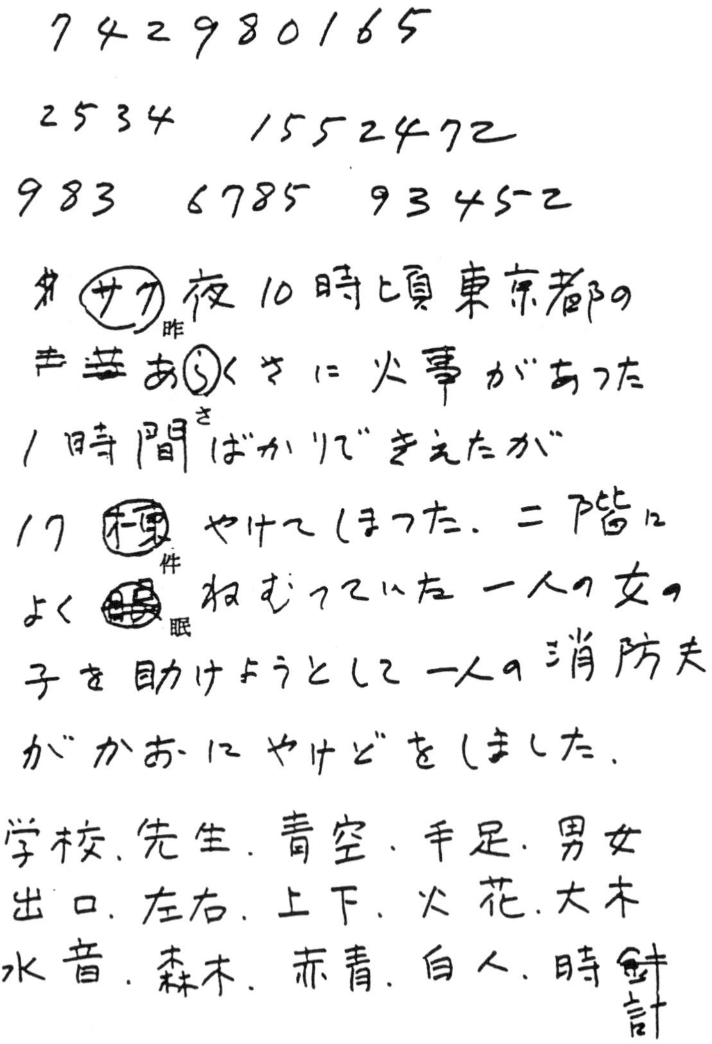

7429 80165
2534　　1552472
983　6785　93452

夕 ㋐ 夜 10時ヒ頃東京都の
声㊥あ㋐くさに火事があった
1時間ばかりできえたが
17 ㋖ やけてしまった。二階に
よく ㊂ ねむっていた 一人の女の
子を助けようとして 一人の消防夫
がかおにやけどをしました。

学校．先生．青空．手足．男女
出口．左右．上下．火花．大木
水音．森木．赤青．白人．時針
　　　　　　　　　　　　　計

図60 b　（1989.11.20施行）

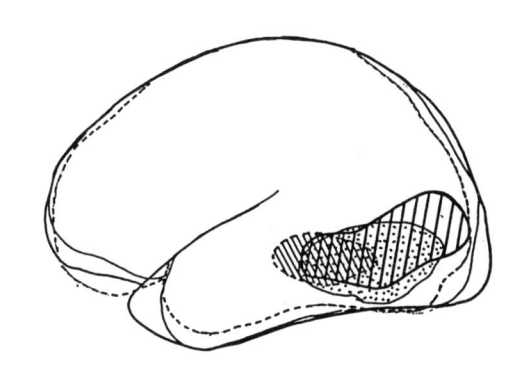

S．T　純粋失読　　　……………
Y．S　失読失書　　　―――――
A．Y　純粋失書（本例）━━━━

図61　頭部ＣＴから頭蓋単純Ｘ線写真に病巣を投影して作図したもの

## 症例13　閉じ込め症候群（locked in syndrome）

　脳幹部梗塞　男性　74歳　高卒　右利き

　言語理解は可能であるが，全身が麻痺しており，手足を動かすことができないのはもちろんのこと，眼の開閉，垂直方向に眼球を動かすこと以外は何もできない。気管切開しているため発話もできない。鼻孔からチューブで栄養をとり，横たわったまま半年を経過していた。筆者は，これでは知能診断はできないと判断したが，とにかく毎週病室を訪れ，患者に声をかけ，ベッドサイドで妻から話を聴いていた。
　病室に泊り込んで24時間つきそっている妻は，マジックで大きく50音を書いたＢ４サイズの厚紙をかざし，患者の目を見ながら，まず各行の頭を横に「これですか，これですか」と言いながら指さし，微かな眼球の動きを捕らえて，今度はその行を縦に同じように聞いてゆき，ついに目指す1字を見つけるとまた同じことを繰り返し，次々文字を見つけて

いった。

　この方法で，意志の伝達をするのにどれほどの時間がかかるかと筆者が驚いて見ていると，日常的な事柄に関しては，例えば「マ，窓を開けてほしいの？」「テ，テレビが見たいの？」というように一字を見つけただけで，妻がいくつか質問するとそのうちに命中するらしく，比較的容易にコミュニケーションが成立していた。しかし，少し複雑な内容のあることとなると，当然のことながら非常に時間がかかり，一つの事柄の伝達が完了するまで筆者は見届けたことはなかった。

　数週間が過ぎた退院間近のある日，病室を訪れると，裏にぎっしり文字が書かれた数枚のレポート用紙を妻が筆者に差し出し，「お役に立てることがあれば使ってください」と言って，それをくれた。そこには，先に述べたような途方もなく忍耐を要する方法で解読し，わざわざ清書までしてくれた患者との会話が綴られていた（図62）。以下はその抜粋である。

・市役所に行って，年金と国民保健と貸家の都市計画市民税の書類を取ってくる。
・不動産所得は20万以下はいいからね。
・暖房機の上に紙袋をおくな。
・寒くないようにしろ。
・Kさんの奥さんに世話になった。礼を言え。

〔これらの言葉から，本例には知的な低下はほとんどないことが推察される。また，妻に対する思いやりや他人への配慮もあり，礼節も失われていない。この後，かすかに指を動かせるようになり，人指し指に結んだ鈴を鳴らす練習をしていたが，とうとう目的を果たせないまま退院した。6年後の現在も，自宅で至れり尽くせりの妻の看病の下，ほとんど状態は変化していない。このような状態であるにもかかわらず，長期間の生存が可能であるのも，コミュニケーションが維持されているからであろう。

症例13　閉じ込め症候群　211

カクテイ ニ カツ シウ ロク ニチ カラ サカツ シウ ロク ニチ マデ
ニ ダス
　確定申告、2月16日から3月16日までに出す

ホンバコ ノ ナカニ コトシ ノ ヒカエ ガ アル. ウシロ ノ ヒタシ ニ
リ シウ ショ. カンイ ホケン ノ リ シウ ショ、カサイ ホケン.
ノウキョウ
　本箱の中に今年の控がある. 後ろのひきだしに領収書.
　簡易保険の領収書 火災保険 農協

ヒキダシ ノ ナカニ ネンキン ノ シボリ ガ アル. モッテクル

タンボウ ナカニ カミ ヲ イレテ オク ノ オクナ
　鏡台前のひきだしに残高をおくな
デサケ フクロ ア フナイ ヒカ アフナイ
　（夜古はとっているのでつい袋を乗せておくとすぐ
　見つけて注意する）

ヤクショ ニ イッテ カクテイ シンコク ノ トコロ イッテ ウケツケテ
アンタ ノ ネンキン ノ カクヲ カイテコイ コクミン ネンキン ショメイ
ショ リョウ シュウト シケイ カクト セイキン モラッテコイ
シヤクショ サン カイ カクテイ シンコク ノ ウケツケ イツテ モラッテ
コイ
　役所に行って確定申告の所へ行って受付であんたの年金の
　額を書いてこい. 国民年金書. 後田の控え請求と
　領収書を持ってこい
　市役所三階 確定申告の受付へ行って言ってこい
オレ ス ワッテ イル トコロ ノ ウシロ ノ タナ ノ トコロ ノ ヒキダシ ノ ナカニ
リョウ シュウ ショ ガ アル.

ウケトシ ヤクショ ワ イツ イク.
　（申告の提出に関する会話が多い
カトウ サン ノ オイル モッテコイ.
　（同室の加藤さんの付添が不在中、食卓の来たことに
　気がつかなかった為、注意されてしまった）

図62

運動障害（麻痺）の極限状態にあっても知的障害がないばかりか，コミュニケーションも可能な場合があることを，本例と，献身的に面倒をみている本例の妻に教えられたものである。知能検査ができない場合も，何らかの方法で Yes or No のサインが可能であれば，知能の診断はそれなりにできるということである。〕

## おわりに

　本書は「わせだ心理臨床研修会」が主催する講習会から生まれたものである。1989年から知能診断法の講義を受け持たせて頂いているが，担当の田中秀昌氏から，講習会でテキストとして使えるような本を書いて欲しいと依頼され，「来年に間に合うように……」と毎年言いながら何年経ったであろうか。

　現在の臨床心理学の世界では，高次脳機能診断は重視されていない。しかし，病院臨床においてはカウンセリングに劣らず臨床心理士に期待されるところが大きい重要な領域である。カウンセリングに劣らず奥が深いばかりか，測定法の開発が不可欠である。心理学が科学的な方法論を目指した学問であるとすれば，むしろその独自性が活かせる領域でもある。

　筆者もご他聞にもれず独学であるが，幸いにもフィールドに恵まれた。現在も脳外科，神経内科，精神科の三科にわたり，多種多様な患者さんに出会う場が与えられている。多くのことを学ばせて頂いた患者さんと，フィールドを提供してくださった医師の皆様に感謝申し上げる。

＊

　本書の第5章「自験例」の報告中の医学的所見は，すべて各々の症例の担当医師の協力によるものである。ご協力頂いたのは，

　平塚共済病院脳外科　篠永正道，秦野日赤病院脳外科　稲田良宣，藤沢市民病院脳外科　中野英樹，順天堂大学医学部脳神経内科およびその関連病院　小宮忠利，田中茂樹，三輪英人，佐藤澄人，脳外科　新井一，横浜市立大学医学部リハビリテーション科　安藤徳彦，神経科　桂城俊夫，昭和医大神経内科　河村　満，眼科医　小野江　仁，上岡康雄，精神科医　故中野隆雄の各先生方である。また，神奈川県七沢脳血

管センター言語科の員見芳房先生には失語症に関してお教え頂いた。順天堂大学医学部脳神経内科の今井壽正先生，横浜市立大学医学部神経内科の長谷川修先生，神経科の大西秀樹先生，静岡市城西クリニックの石垣泰則先生には原稿をご校閲頂き，医学的なチェックをして頂いた。篠永正道先生と石垣泰則先生には医学用語の解説もして頂いた。

　筑波大学の上笹　恒先生（計量心理学）には，前々から疑問に思っていたWAIS－RのIQの算出方法に関してご相談し，結局WAIS－Rの作者である前川久雄先生に一緒に会って頂いた。また，武蔵工業大学の岸　暁男先生（製品管理学）と松沢病院の浪江久美子先生（臨床心理士）には，おのおのご専門の立場から貴重なコメントを頂いた。横浜市立大学医学部付属病院心理室の篠竹利和先生（臨床心理士）には丹念に校正をして頂いた。

　今，ここにお世話になった方々のお名前を列挙してみて，この小さな一冊の本を書くのに，かくも多くの方々にご協力頂いたのかと我ながら驚くと共に，感慨深いものがある。このことは，神経心理学のような境界領域における仕事は，いかにがんばったところで個人では本が書けないばかりか，全体から見ればごくわずかな側面を担える仕事しかできないことを象徴的に表している。あらためてご協力頂いた皆様に深謝申し上げる次第である。

　最後に，山王出版の田中秀昌氏には心から御礼申し上げたい。氏には多くの助言を頂いたばかりか，辛抱強く待って頂いた。何よりも氏がこの場を提供して下さらなければ，本書が日の目を見ることはなかったのであるから。

1996年 4 月

著　者

## 図表説明

図1　失語症のCT
Kertesz(1979)が，失語症患者のCTscanから予想される病巣部位を症例ごとに重ねたもの。Broca型もWernicke型も言語野とされている部位に病巣があることが予想される患者の出現頻度は高い（黒色が濃い）が，言語野以外の部位に病巣が予想される場合も多い。

図2　WAIS－Rのデータ（69歳と70歳の場合）
同じ粗点の場合，69歳時と70歳時で下位検査の評価点とIQがいかに異なるかを示した。69歳時にVIQ100，PIQ 100である粗点が70歳時で算出すると，VIQ103，PIQ108 となる。動作性の方が加齢による影響を大きく受ける。

図3　Raven's Progressive Matrices
一例を示した。長方形の中にある右下の空白にあてはまる図形を，下の6個の図形の中から選択して指摘させるmatching課題。

図4a　S-Binet Test 43問
カードに書いてある文章を音読させて後，カードを隠し，内容をどのくらい覚えているか答えさせる記憶の課題。言葉どおりに再生する必要はない。15文節中8文節の内容を覚えていれば，10歳級の基準をパスする（平均的な10歳級の児童のレベルに達している）。

図4b　S-Binet Test 44問
2つの幾何学図形が描いてあるカードを10秒間見せて，隠した直後に描いて再生させる記憶の課題。2種類のうち1種類が正確に描け，もう一つが不完全である場合に1.5/2.0と採点され，10歳級の児童の平均的レベルに達している。43問と44問を施行して後，他の課題を5分から10分くらい施行し，再度これらの課題の再生をさせ，同じ基準をクリアできれば日常生活や簡単な仕事をする上で，記銘力に支障はない。5分後に覚えている内容は1時間後も覚えている場合が多い。

図5a　Rey の複雑図形（Rey'S Complex Figure）
Lezak, Neuropsychological Assessment(1995)より転載。構成能力を調べる課題。この複雑な図形を見ながら模写させる。誤りを数量化する方法もある。遅延再生は重度の記憶障害者には難しすぎる。

図5b　Taylor Complex Figure，Reyの複雑図形の再検査用としてTaylorが作製した。

図6　Wechsler Memory Scale のタッピング課題。
検者がカードに描かれた小さな正方形の上を指で軽く叩くのを患者に見せ，その順番通りに叩かせる。これらの正方形には番号がつけられており，その番号でタッピングの順番が決められている。正方形は赤色と緑色の2種類のカードがあ

る。
図7 R-Tower of Tronto Test
図7a テスト器具(Tower of Toronto Testに準じた器具)
図7b 記録用紙
表1 R-Tower of Toronto Test の臨床データ・PD病群の臨床データおよび対照群の年齢,学歴
図8 施行方法と判定項目の図式
表2 R-Tower of Toronto Test の結果（手数の小計）
図9 3枚プレート，4枚プレートの休憩前，後の各回の目的達成に要した手数を表したグラフ
表3 R-Tower of Toronto Test の成績とＷＣＳＴ，ＷＡＩＳの結果との相関係数
図10 各種の Neglect Screening Test(用紙)
　　　$a_1$ 抹消テスト
用紙の中央に座標軸を引き（後で消す),各象限に同数の図形や絵を描き入れたり，張りつけたりした刺激カードを作製し，抹消させたり，指し示しながら数えさせたり，数字を書き入れさせたりする。幾何学図形の代わりにリンゴや動物などの形にすると繰り返し訓練に使用しても飽きない。また，大きさや数を変化させることにより，難易度を変えられる。
　　　$b_1$　$b_2$：bisect line
長さと方向を変化させた直線を用紙一杯に散らして描いておき，真ん中と思う所に印を付けさせる。垂直線を入れてあるのは，無視とは関係なく元来直線の等分割ができない人を発見するためである。実例を $b_2$ に示す。
　　　c：絵の模写
ひな菊をモデル図形に使うことは最もポピュラーである。左側の花びらや葉を描き落としやすい。トラックの絵は，十数年前に某病院で，現在横浜市立大学のリハ科におられる安藤徳彦先生が（先生のオリジナルであると思うが),カルテに描いておられたのを無断借用して以来ずっと使わせて頂いている。トラックの形は誰にも判りやすく，親しみ易いばかりではなく，横に長いので，左側の欠損が生じ易いこと，左側に4個，右側に3個とアンバランスに円を配したデザインは，軽度の無視患者が左半側の円だけを描き落とし易く，重症度がわかる良いモデル絵である。風景画は筆者が作製したものであるが，トラックと同じく左側の木や鳥がなくとも絵として成立するので，軽度の無視患者がこれらを描き落とし易い。このような絵を多対象図形などと言う。モデルは用紙の上，右，左側と置く位置を変えて，模写させる。
図11 Bender Gestalt Test
　11a：刺激図形

各図形は葉書大の9枚のカードに1個ずつ描いてある（fig. Ⅰからfig. Ⅷまで）。これらを1枚ずつ提示して，1枚の用紙(21.4×28.0cm)に順次模写させる。図形の誤りの他，配置の仕方などから，構成能力，視覚運動能力，知能，人格等を診断するテストとして国際的に広く普及している。誤りを数量化する方法もあるが，筆者は誤りの種類を，歪み，回転，分離，部分の欠如，保続，終結不能，閉鎖傾向などに分類して，質的な分析をしている。

　　11b, c ： 自験例
　　11b　脳腫瘍の74歳の女性　鈴木Binet式知能検査でMA 7歳4カ月，IQ 46，終結不能(fig.1),回転，歪み(fig.3),分離，回転(fig.4),分離, (fig.7),歪み(fig.8)などの誤りがある。
　　11c　脳梗塞の68歳の女性　鈴木Binet式知能検査でMA 8歳2カ月，IQ 51，分離(fig.A, e),閉鎖傾向(fig.4, 5),保続(fig.2, 3),回転(fig.4),歪み(fig.7)などの誤りがある。
図12　Wisconsin Card Sorting Test
　　12a　カード
　　12b　記録用紙　R-Milner法，R-Nelson法とも同じ。
　　　　実例を自験例の 4, 5, 6, 8. 13 に示した。
図13　case 1のＣＴ
図14　case 1の視野測定野結果（Goldmann視野計による）
　　14a　訓練前　1979, 8. 30
　　14b　訓練後　1979, 10. 25
訓練前後でほとんど変化を認めない。視野は一点を固視した状態で，at randomに光のスポットを提示し，被検者が見えたとサインした点と点を結ぶ。光の強度が強いほど広い範囲まで見える（外側の曲線）。本例の場合は左右の目とも左下の1/4 の視野が欠損しているので，左下 1/4同名半盲と言う。
図15　case 1 の訓練前の Bender Testの結果
fig. A, 3, 4, 7, 8 で，左半側に欠損がある。また，記録用紙に向かって右側に図形が密集して描かれている。
図16　case 1の neglectのスクリーニングテストのデータ
　　　$a_1$ 変法抹消テスト。「リンゴがいくつあるか数えて，番号をつけて下さい」と教示した。向かって左側の約 1/3 の番号がつけられていない。1979, 9. 13
　　　$a_2$ 訓練後。より難易度の高い課題もほぼ可能。1979, 10. 18
　　　$a_3$ 訓練により左側からスタートすること，必ず左側を見ることが可能となった。
　　　$b_{1,2}$ 絵の模写。左側に大きな欠損がある。1979, 9. 13
　　　$b_3$ 週2回，1回1時間の訓練を1カ月続けた後に試行した絵の模写。三角

形を描いた位置に誤りはあるが，欠損はない。1979, 10.18
　　　c　文章の模写
　　　d　状況画の説明。一家団欒の絵であるのに，「男の子の部屋です」と答えている。
　　　e　筆算　1979, 11. 27, 12. 6　左側にある数字を見ないので，正確に計算ができない。
　　　f　直線の二等分　訓練前　4本中3本が中央より右に寄っている。
　　　g　点つなぎ。モデルを見ながら，モデルと同じ位置の点と点を結んで線を引くよう指示した。1979, 10. 18
　　　h　「好きな絵を描いてください」と教示して，大きな用紙（55×80cm）を与えた。何も見ずに描いたが，用紙の向かって左側に空白があるのみではなく，描かれている家の絵も左側に欠損がある（訓練開始後3カ月）。1979. 12. 6
　　　i　訓練開始後3カ月，日常生活も大幅に改善した時期に描いた自画像。
　　　$i_1$　手足（向かって左）を異常に大きく描いた。　1979, 11. 27
　　　$i_2$　右手の先にもう1回手を描いた。1979, 12. 6
図17　case 1の訓練成績表
顕著な改善を認めた課題は○，やや改善が認められた課題は△，改善が認められなかった課題を，×で示した。
図18　case 2のGoldmann視野計による視野検査の結果異常はない。何度も施行しているため，省略して最後まで施行していないが，視野狭窄ではない。
図19　case 2の neglectのデータ a〜g。1984, 4. 3
　　　a　週刊誌のページ一面を覆う大きさの顔写真の模写。「モデルを見ながら，同じ絵を描いてください」と教示した。B 4紙の左 2/3は空白。
　　　b　文章の模写
　　　c　変法抹消テスト。抹消する代りに番号をつけさせた。
　　　d　直線の等分割。ほぼ正確に中央に印をつけている。
　　　e　絵の描画。「花を描いてください」，「家を描いて下さい」，「時計の文字盤を描いてください」と教示した。
　　　f　主治医をモデルにして描いた顔。B 4紙の左半分は空白。
　　　g　自画像の描画
図20　neglect 患者の描いた多様な自画像
多種多様な自画像から，無視患者のボデイイメージが崩壊している程度に個人差が大きいことがわかる。
図21　case 3のGoldmann視野計による視野検査の結果
図22　case 3のデータa〜c 。1984, 9. 7
　　　a　風景画の描画
　　　b　時計の文字盤，描画

c　自画像の描画
図23　case 4 のRaven's Standard Progressive Matricesのデータ
図24　case 4 のＷＣＳＴのデータ（R-Milner法）
図25　case 4 の R-Tower of Toronto Test
図26　case 6　ＷＣＳＴの結果（R-Milner法）
図27　症例 5　絵の再生
図28　症例 6　切除部位
図29　症例 6 のＣＴscan
図30　症例 6 のＭＲＩ
図31　症例 6 のＷＡＩＳの下位検査の結果　手術前後の比較
図32　症例 6 の片仮名単語の書き取り（テレビ欄）
図33a,b　症例 6 の片仮名単語の
図34a,b　症例 6 の無意味綴りの記憶（聴覚記憶と視覚記憶の比較）
図35a　症例 7 のＭＲＩ
図35b　症例 7 の脳血管撮影
図36　症例 7　ＭＭＳ言語記憶検査の結果
図37　症例 7　絵の模写
図38　症例 8 のＣＴscan
図39　症例 9　ＭＲＩ　$T_1$ 強調像，左側シルビウス裂の著明な拡大があり，前頭弁蓋の萎縮を認める。
図40　症例 9 の発話（テープのおこし）
図41　症例10のＣＴscan
図42　症例10のＭＲＩ　前額断　$T_1$ 強調像
図43　平仮名文の音読の所要時間
図44　症例10の短文。横線を引いた 3 つの単語を口頭で与え，短文を作らせた。筆者の目前で辞書も使用せず即座に書いたが，漢字も適切に使用しており，書字も文体も内容も立派である。3 番目の文章で訂正してある箇所は「この」を漢字で「之」と書きかけたもの。また「乱だす」の「だ」を「これはいりませんでしたね」と言いながら，自発的に抹消したものである。
図45　症例11のＣＴscan
図46　症例11のＭＲＩ
図47　症例11のＳＬＴＡのグラフ
図48　症例11のＳＬＴＡの単語の音読
図49a,b　症例11の読字の訓練経過のグラフ
　49a　仮名
　49b　漢字
図50　小学 1, 2 年生の教科書にある漢字

図51　症例11　音韻の誤りの分類
図52　症例11のＳＬＴＡの書き取り；文字　単語　文章
図53　症例12の頭部ＣＴscan
図54　症例12のＭＲＩ　$T_2$強調画像
図55a, b　　症例12のRaven's Matrices 2種類
図56　症例12のＳＬＴＡの結果（1987, 12, 28,　1989, 2. 6, 11. 6）
図57　症例12の絵の想起
　5枚のモデルカード（13.5×19.5 cm）を1枚ずつ見ながら模写させた。全カードの模写が終了した後カードを隠し，「今，描いた絵を思い出して全部描いてください」と教示し，カードを見ずに再生させたもの。再生は蜂の巣の数，男の子の服のボタンの数，靴の向きを除き誤りはなく，絵や図形の視覚的記銘力は優れている。
図58　症例12の仮名文字の書き取り。？は想起できなかったもの。？の下に書いてある文字は筆者が書いた正答。
図59　症例12の平仮名と漢字単語の書き取り。○は想起できなかったもの。○の中または上に小さく書いてある文字は筆者が書いた正答。
図60a, b　　症例12のS-Binet Testの43問の書き取り
　　60a　　発病初期
　　60b　　2年後
図61　症例10, 11, 12の脳の投影図。頭部ＣＴから頭蓋単純Ｘ線写真に病巣を投影して作図したもの（篠永正道氏による）。純粋失読，失読失書，純粋失書
図62　症例13　目によるコミュニケーションの内容（妻のメモからの抜粋）

## 医学用語解説

CTscan(computed tomography)
　X線を用いたコンピューター断層撮影のことで，頭蓋骨や脳梁切断の構造の病変を三次元の広がりとしてとらえられる。脳腫瘍，脳出血，脳梗塞等の診断に適しており，ことに早期のクモ膜下出血の診断にはMRIより優れている。造影剤を用いることにより脳腫瘍や血管奇形の診断が正確にできる。

MRI(magnetic resonance imaging)　磁気共鳴画像法
　X線を用いずに強力な磁場石を用いて特定の原子の原子核からのMR信号をもとに画像を構成する診断法。主に水素原子のMR信号を検出するため，体を構成している水，脂肪，血液，脳でいえば白質と灰白質をそれぞれ濃淡の差としてとらえることができる。CTと異なり，任意の断面の画像を得ることができる。また脳血管を描出することができる。
　$T_1$強調画像（enhanced image）は，水を黒く描出し，形態を見るのに適し，$T_2$強調画像は，水を白く描出し，浮腫などの病変を見るのに適する。

PET(positron emission tomography)
　放射性同位元素を用いた脳血流および脳代謝を画像に描出できる放射線診断法で，核種として，$^{11}C$，$^{13}N$，$^{15}O$などを用いるが，これらは半減期が短いため，作製にはサイクロトロンを必要とする。生体の構成要素に極めて近い物質なので，糖代謝やアモノ酸代謝をみるのに適している。

SPECT(single photon emission computed tomography)
　核種として$^{133}Xe$，$^{99m}Tc$，$^{123}I$などが図にとれ，脳シンチグラムにより脳血流量をCTscanと同様の画像に示すことができる放射線診断のことである。

脳血管撮影（arebral angiography）
　ヨード造影剤を動脈内に注入し，X線撮影で脳血管を検査する方法である。直接頸動脈を穿刺することもあるが，現在は主にセルジンガー法で股動脈または上腕動脈にカテーテルを挿入して，選択的に目的とする動脈を撮影する方法が行われている。

V-Pシャント(V-P shunt)術（脳室-腹腔吻合術）
　水頭症に対し，脳室と腹腔をシリコンチューブでつなぎ，髄液を腹腔で吸収させることにより脳室縮小をもたらす手術法。圧をコントロールするために途中で圧調節弁を設置する。

clipping
　手術をして金具を動脈瘤の根元にかけること。手術の目的は再出血の予防の

ため。
ガンマーナイフ（gamma knife）
　放射線を照射し，異常血管を破壊する放射線療法。
Yahr（重症度）
　パーキンソニズムの重症度をあらわすため，Stage 1 から Stage 5 まで 5 段階に分類したもの。Stage 1 は症状は一側性で，機能的障害はないかあっても軽微。Stage 5 はもっとも重症。立つことも不可能で，寝たきりないしは車椅子を要する生活を強いられる。
水頭症（脳水腫，Hydrocephalus）
　脳の中の髄液が流れる通路である脳室やクモ膜下腔に髄液が異常にたまり，脳室やクモ膜下腔が拡大した状態を言う。色々な原因により起こる。たいていは頭蓋内の圧が高くなる（頭蓋内圧亢進）が頭蓋内圧が高くならず，正常な場合もある（正常圧水頭症）。髄液が異常に大量にたまり，頭蓋内圧が高い状態が続くと，脳の機能が悪くなり，また，髄液で圧迫されるため脳の容量が減り，その分，脳室やクモ膜下腔が拡大する。乳幼児では，未完成の軟らかい頭蓋骨が高い頭蓋内圧に押し上げられて，頭部が大きくなるが，成人では頭蓋骨が完成しているため頭部が大きくなることはない。
脳梗塞（cerebral infarction）
　脳の動脈の内腔が途中でつまり，その先に血液が流れなくなる病気。その動脈から血液の供給を受けている脳の部分が酸素不足となり死んでしまう（壊死）ため，機能が低下したり，失われたりする。脳梗塞には脳血栓と脳塞栓と 2 種類あるが，通常，脳梗塞という診断名が使われることが多い。原因として，脳血栓，脳塞栓によることが多いが，クモ膜下出血に伴う血管攣縮，低血圧，低酸素血症などによっても起こる。
脳血栓（cerebral thrombosis）
　脳の動脈に動脈硬化が進むと内腔が狭くなり，そこに血流がよどみ，そのため血栓が生じて内腔を閉塞させることを言う。
脳塞栓（cerebral embolism）
　脳梗塞以外に発生した血栓，細菌，腫瘍などの固まりが血液中を流れてきて，脳の動脈にひっかかって閉塞させる事を言う。心臓に発生した血栓がはがれて，脳梗塞の動脈まで流れてきてひかかる場合が最も多い。
動脈瘤（aneurysm）
　動脈のある部分が生理的な範囲を越えて，こぶ（瘤）状にふくらんだ場合を言う。
脳動静脈奇形（cerebral arteriovenous malformation）
　先天的な血管の異常があり，胎生期の脳の毛細血管の発生の仕方に異常があるため，動脈と静脈の間に異常な血管が発生する。通常血液は，動脈→毛細

（血管）→静脈という順序で流れるが，この疾患は毛細（血管）を経由せずに異常血管を介して圧の高い動脈が静脈に直接流れこむため，静脈の血圧（内圧）が高まって破裂し，出血する。また動脈血が異常血管を通ってよその部位に流れてしまうため，その先の脳に十分な血液が流れず，酸素不足に陥って痙攣を起こしたりする。この奇形があっても何の症状も現れない人もいるが，約70％はクモ膜下出血，脳内出血，脳室内出血を起こす。

クモ膜下出血（subarachnoid hemorrhage）
　　脳は硬膜，クモ膜，軟膜という三層の膜で覆われている。脳の表面を直接覆っているのが軟膜，その外側を覆っているのがクモ膜，さらにその外側を覆っているのが硬膜である。クモ膜と軟膜の間には，腔（隙間＝クモ膜下腔）があり，脳脊髄液が循環する経路となっている。血管が破れ，このクモ膜下腔に出血するのがクモ膜下出血である。原因は脳動脈瘤の破裂が最も多く，全体の65％である。全脳卒中に占める割合は約10％であるが，年齢に関わりなく発症し，死亡率が高い。全突然死の原因の 4.7％を占める。

腫瘤（nidus）
　　巣という意味で，動静脈奇形の異常血管が腫瘍状にとぐろを巻いた部分である。動静脈奇形（AVM）は流入動脈，ナイダス，流出静脈から構成される。動脈圧がナイダスにかかるために出血しやすい。

半盲（hemianopsia）
　　視野狭窄のひとつ。固視点を境にして両眼または片眼の視野の半分が見えなくなる状態を言う。両眼とも同じ側の視野が欠損するものを同名半盲と言い，右同名半盲，左同名半盲がある。両眼の外側が欠損するものを外側半盲，両眼の内側が欠損するものを内側半盲という。左下1／4同名半盲とは，両眼ともに左側の視野の下1／4が欠損していることである。

感情失禁（emotional incontinence）
　　場面にそぐわないところで突然泣きだしたり，笑いだしたり，怒りだしたりすること。

発動性欠乏（Autriebsmangel）
　　意志的行為を自ら発動させる能力が著しく低下する状態。自発性欠乏（aspontaneity）と発動性欠乏はほぼ同義であるが，前者は精神分裂病の情意鈍麻，意欲喪失を，後者は脳の器質的疾患，例えば前頭葉の病変による意欲の減退や，自発性の欠乏が現れた場合に用いられることが多い。

一過性全健忘（transient global amnesia，TGA）
　　純粋健忘に近い状態が突然おこり，6時間から半日位で回復する。眠りからさめた時に回復していることが多い。短期記憶は保たれているが，強い記銘力障害，逆向健忘，見当識障害がある。

作話（confabulation）

器質的精神障害にみられ，実際に体験しなかったことが，誤って追想され，全く固定されないか，あるいは短時間しか固定されず，転々として急変する。

錯書（paragraphia）
　後天的な器質的脳病変により生じる書字障害。字性錯書と語性錯書がある。

失算（acalculia）
　明らかな知能障害がないのに計算ができなくなった状態。大脳の局所症状であるが，単一の局所症状としてとらえることは困難で，種々の要因がある。例えばシンボル，記号の理解不能による計算操作の障害，数字の失読，あるいは左半側空間無視により左側にある数を見落とすことが原因である場合もある。

## 文　献

Ajax E T: Dyslexia without agraphia. Arch Neurol 7, 645-652, 1967.
Ajax E T, Schenkenberg T and Kosterjantz: Alexia without agraphia and the inferior splenium. Neurology, 27, 685-688, 1977.
Albert M L: A simple test of visual neglect. Neurology, 23, 658-664, 1973.
American Psychiatric Association著, 高橋三郎, 大野裕, 染谷俊幸訳: DSM-4 精神疾患の分類と診断の手引き. 医学書院, 1995.
Baddeley A: Cognitive psychology and human memory. Trends Neurosci, 11, 4, 1988.
Battersby W A, Bender M B, Pollack M & Kahn R L: Unilateral "spatial agnosia" (inattention) in patients with cerebral lesions. Brain, 79, 68-93, 1956.
Bender L: A visual motor gestalt test and its clinical use. Am Orthopsychi Assoc, Res Monogr, No.3, 1938.
Benton l et al　田川晧一監訳: 神経心理評価マニュアル (Contributions to Neuropsychological Assessment Clinical Manual. 1983). 西村書店, 1990.
Berg E A: A simple objective technique for measuring flexibility in thinking. J Gen Psychol, 39, 15-22, 1948.
Berg R, Franzen M, & Wedding D: Screening for Brain Impairment. A Manual for Mental Health Practice. Springer Publishing Company, 1987.
Bisiach E & Luzzatti C: Unilateral neglect of representational space. Cortex14, 129-133, 1978.
Bisiach E, Luzzatti C and Petrani D: Unilateral neglect, representational schema and consciousness. Brain, 102, 609-618, 1979.
Bisiach E, Capiani E and Luzzatti C: Brain and consciousness representation of outside reality. Neuropsychologia, 19, 543-551, 1981.
Bowen F P, Kamienny R S, Buens M M et al: Parkinsonism: effects of levodopa treatment on concept formation. Neurology, 25, 701-704, 1975.
Brain W R: Visual disorientation with special reference to lesions of the right cerebral hemisphere. Brain, 64, 244-272.
Brown R G & Marsden C D: An investigation of the phenomenon of "set" in Parkinson's disease. Mov-Disord 3(2), 152-161, 1988[1].
Brown R G & Marsden C D: Internal versus external cues and the control of attention in Parkinson's Disease. Brain, 111, 323-345, 1988[2].

Cohen N J & Squire LR: Preserved learning and retention of pattern analyzing and skill in amnesia: Dissociation of knowing how and knowing what. Science 210:207, 1980.

Cohen G, Eysenck M W, Le Voi M E著: 認知心理学研究会訳: 記憶: 認知心理学講座1. 海文堂, 1989. (Memory: A cognitive approach, Open guides to psychology, Open University Press, 1986)

Denny-Brown D, Meyers J S & Horenstein S: The significance of perceptual rivalry resulting from parietal resion. Brain, 75(4), 433-471, 1952.

De Renzi E & Vignolo L A: The Token Test: A sensitive test to detect receptive disturbances in aphasics. Brain, 85, 665-678, 1962.

Drewe E A: The effect of type and area of brain lesion on Wisconsin Card Sorting Test performance. Cortex 10(2), 159-70, 1974.

Dubois B, Pillon B, Sternic N et al: Age-induced cognitive disturbances in Parkinson's disease on the ability to maintain a mental set. Neurology, 40, 38-41, 1990.

Dubois B, Slachevsky A, Litvan I, et al.: The FAB: a frontal assessment battery at bedside. Neurology, 55: 1621-1626, 2000.

榎戸秀昭, 鳥居方策, 相野田紀子ほか: いわゆる超皮質性運動失語の自発障害について—病巣部位の異なる3症例の比較—, 脳神経, 36(9): 895-902, 1984.

榎戸秀昭: 超皮質性運動失語. 精神医学, 27, 671-677, 1985.

藤田和弘, 上野一彦, 前川久雄, 大六一志: 新・WISC-R知能診断事例集, 日本文化科学社, 1992.

藤土圭一, 中川賢幸, 宇賀勇夫編集: 心理検査の基礎と臨床. 星和書店, 1987.

Gauthier L, Dehant F & Joanette Y: The Bells Test: A quantitative and qualitative test for visual neglect. In J Cli Neuropsychol, 11. 49-54, 1989.

Geshwind N: The anatomy of acquired disorders of reading. in Reading Disability, J. Money(ed), John Hopkins Press, pp115-129, 1962.

Geshwind N: Disconnection syndromes in animals and man. Part 1. Brain, 88, 237-294, 1965.

Goldstein K & Scheerer M: Abstract and concrete behavior-An experimental study with special tests. Psychol Monogr, 53(2), American Psychological Association, 1941.

Greenblatt S H: Alexia without agraphia or hemianopsia. Brain, 96, 307-316, 1973.

Greenblatt S H: Subangular alexia without agraphia. Brain Lang, 3, 229-

245, 1976.
Greenblatt S H: Neurosurgery and the anatomy of reading. A prediction review. Neurology, 1, 6-15, 1977.
Grant D A and Berg E A: A behavior analysis of degree of reinforcement and ease of shifting new responses in a Weigl-type card-sorting problem. J Exp Psychol, 38:404-11, 1948.
御領 謙：読むということ．認知科学選書，東京大学出版，1987．
浜口光子（中野，旧姓）：脳障害者に実施したベンダー・ゲシュタルトテスト―User のための心理テスト資料，三京房，1971．
浜中淑彦：臨床神経精神医学．医学書院，1986．
Héaton R K: A manual for the Wisconsin Card Sorting Test. Psychol Assess Resources, Inc, 1981.
Héaton R K, Chelune GJ, Talley JL, et al: Wisconsin Card Sorting Test Manual. Revised and expanded. Psychol Asses Resources, Inc. 1993.
Hécaen H, Penfield W, Bertrand C, Malmo R: The syndrome of apractagnosia due to lesions of the minor cerebral hemisphere. Arch Neurol Psychiatry, 75, 400-434, 1956.
Hécaen H & Albert M: Human neuro-psychology. Wiley & Son's Inc, 1978.
Heilman K M & Valenstein E: Frontal lobe neglect in man. Neurology, 22, 660-664, 1972.
Heilmann K M & Watson R T: Mechanisms underlying the unilateral neglect syndrome. Advancees in Neurology, 18, edited by Weinstein E A and Friedland R P, Raven Press, 1977.
Heilman K M & Valenstein E: Mechanisms underlying hemispatial neglect. Ann Nerol, 5, 166-170, 1979.
Heilman K M & Valenstein E (edited): Clinical Neuropsychology. Oxford, 1985.
平山惠造，田川晧一：脳卒中と神経心理学．医学書院，1995．
Hutt M L and Briskin G J: The clinicaluse of the revised Bender Gestalt test. New York Grune & Stratton, 1960.
今村 徹，藤森美里：カテゴリー特異的障害と視覚認知．神経進歩, 39(4) 683-681, 1995.
井村恒郎監修：臨床心理検査法 第2版．医学書院，1968．
伊藤隆二：知能の臨床心理学．川島書店，1983．
岩田 誠：神経症候学を学ぶ人のために．医学書院，1994．
岩田 誠：脳とことば．共立出版，1995．
河村 満，高橋伸佳：相貌失認と顔認知の機能局在．神経進歩, 39(4), 674-682,

1995.
Khan A U 編 保崎秀夫,浅井昌弘監訳:記憶障害の臨床.医学書院,1992.
 (Clinical disorders of memory. Plenum Publishing Corporation, 1986)
鹿島晴雄,加藤元一郎,半田貴士:慢性分裂病の前頭葉機能に関する神経心理学的検討—Wisconsin Card Sorting Test 新修正法による結果.臨床精神医学,14(10),1479-1489,1985.
Kaufman A S 著 中塚善次郎ほか共訳:WISC-Rによる知能診断.日本文化科学社,1983.(Intelligent testing with the WISC-R. John Wiley & Sons, Inc, New York, 1979)
河村 満,伊藤直樹,平山恵造ほか:右同名半盲を伴わない一酸化中毒による非古典型純粋失読.臨床神経,21,628-635,1981.
Kertesz A 著;神奈川県総合リハビリテーションセンター言語科共訳:失語症と関連障害.医学書院,1982.(Aphasia and associated disorders. New York: Grune & Stratton, 1979)
Kertesz A 著 田川晧一 峰松一夫監訳:神経心理学の局在診断.西村書店,1987.(Localization in neuropsychology. Academic Press, 1983)
Khan A U 著 保崎秀夫,浅井昌弘監訳:記憶障害の臨床.医学書院,1992.
 (Clinical disorders of memory, Plenum Publishing Corporation, 1986)
Kinsbourne M: A model for the mechanism of unilateral neglect of space. Trans Am Neurol Assoc,95,143,1970.
岸本英爾,宮森孝史,山鳥 重編:神経心理学と画像診断.朝倉書店,1988.
黒田洋一郎:ボケの原因を探る.岩波新書,1992.
品川不二郎,印東太郎:WAIS成人知能診断検査法.日本文化科学社,1958.
児玉 省,品川不二郎,茂木茂八共訳編著:日本版WISC−R知能検査法.日本文化科学社,1978.
Lee A J & Smith E: Cognitive defecits in the early stages of Parkinson's disease. Brain,106,257-270,1983.
Leischner A: The Agraphias. In: Handbook of Clinical Neurology vol.4, ed. by Vinken P J, Bruyn G W, North-Holland, Amsterdam, pp.141-180,1969.
Lezak M D: Neuropsychological assessment, Third Edition, 1995.
Love R J & Webb W G 著 田中隆一,相馬芳明 監訳:神経心理学を学ぶ人のための基礎神経学.西村書店,1990.(Neurology for the Speech-Language Pathologist, second Edition, Oxford Univesity Press, 1983)
Masdeau J C, Schoene W C and Fukenstein H: Aphasia following infarction of the left supplementary motor area. Neurology,28,1220-1223,1978.
Milner B: Psychological defects produced by temporal lobe excision. Res

Publ Assoc Nerv Ment Dis, 36, 244-257, 1958.
Milner B: Effects of different brain resions on card sorting. Arch Neurol, 9, 90-100, 1963.
Milner B, Corkin S, Teuber H 1: Further analysis of the hippocampal amnesic syndrome: 14-year follow up study of H.M. Neuropsychologia, 6, 215-234, 1968.
三沢俊一 監修：WAIS-Rの簡易実施法．日本文化科学社，1993.
Mishkin M: A memory system in the monkey. Philosophycal Transactions of the Royal Society of London, B, 298, 85-95, 1982.
Mishkin M, Malamut B, Bachevalier J: Memories and habits: two neural systems. In: Neurobiology of Learning and Memory, Edited by G. Lynch, J. L. McGaugh and N. M. Weinbergner. New York and London: Guilford Press, pp. 65-77, 1984.
宮下保司，下篠永信輔：脳から心へ—高次機能の解明に挑む．岩波書店，1995.
Nakano M: A Study of left unilateral spatial reference to hemianopsia. Jap Psychol Res, 29(2), 49-58, 1987.
中野光子，小宮忠利，楢林博太郎ほか：純粋失読が考えられた左側頭葉後下部内出血．臨床精神医学, 18, 101-105, 1989[1].
中野光子：脳器質障害者に施行したBender Test —とくに誤りの特性とIQとの関連性に関して．教育研究（青山学院大学紀要）33, 187-199, 1989[2].
中野光子，稲田良宣：左側頭葉後部底面脳内出血によって生じた失読失書．臨床精神医学, 19(3), 405-413, 1990[1].
中野光子，稲田良宣，篠永正道ほか：左側頭葉後部から後頭葉にかけての梗塞により生じた両側性純粋失書．臨床精神医学, 19(10), 1527-1534, 1990[2].
中野光子，伊藤 敬，小宮忠利ほか：パーキンソン病の認知障害の探索 Wisconsin Card Sorting Test とWAISとの比較研究．臨床神経, 30(12), 1471, 1990[2].
中野光子，望月英樹，今井壽正：パーキンソン病の手続き記憶の障害：ハノイの塔パズルの検討．臨床神経, 31(12), 1349, 1991.
中野光子，今井壽正，岡田 努：パーキンソン病の認知障害—Wisconsin Card Sorting Test とWAISについての続報．臨床神経, 32(12), 1383, 1992[1].
中野光子：ヘルペス脳炎後遺症による記憶障害がありながら知的職業に復帰した一例，日本心理学会第56回大会発表論文集, 333, 1992[2].
中野光子：右手を2回描いた左半側空間無視の一例．神経心理学, 8, 199-204, 1992[3].
中野光子，今井壽正，岡田 努："L-Dopa 無効の純粋アキネシア"の認知障害：パーキンソン病との比較．臨床神経, 33(12), 1364, 1993.

中野光子, 田中茂樹, 新井 一ほか：数列と片仮名単語に選択的な記憶障害を示した左頭頂-側頭葉腫瘍の一例, 脳神経, 45, 465-471, 1994.

中野光子, 篠永正道：発動性欠乏を呈した左上前頭回内側面に病巣を有する2例. 精神医学, 39(8), 823-829, 1997.

中塚善次郎, 茂木茂八, 田川元康共訳：WISC-Rによる知能診断. 日本文化科学社, 1983. (原本はAlan S Kaufman, Intelligent testing with the WISC-R, 1979)

成田善弘：精神療法の第一歩. 精神科選書7, 診療新社, 1981.

日本神経学会用語委員会編：神経学用語集. 文光堂, 1975.

日本失語症学会編, 日本失語症学会高次動作性検査法作成小委員会：標準高次動作性検査—失行症を中心として. 医学書院, 1985.

日本精神技術研究所編, 外岡豊彦監修：内田クレペリン精神検査・基礎テキスト

二木宏明：脳と記憶—その心理学と生理学. 共立出版, 1989.

Nelson H E: A modified card sorting test sensitive to frontal lobe defects. Cortex, 12, 313-324, 1976.

野上芳美：脳と言語, 叢書 精神の科学. 岩波書店, 1987.

野上芳美編：精神科MOOK 心理検査法. 金原出版, 1985.

本村 暁：臨床失語症学ハンドブック. 医学書院, 1994.

太田幸雄, 古藪修一：構成失書について. 精神医学, 12, 1959-1964, 1970.

大塚俊男, 本間 昭監修：高齢者のための知的機能検査の手引き. ワードプラミング社, 1992.

小野 剛：簡単な前頭葉機能テスト. 脳の科学23 : 487-493, 2001.

Osterrieth P A: Le test de copie d'une figure complexe. Arch Psychol, 30, 206-356, 1944; translated by J. Corwin and F. W. Bylsma. Clin Neuropsychologist, 7, 9-15, 1993.

Peterson L R and Peterson M J: Short-term retention of individual verbal item's. J Exp Psychol, 58, 193-198, 1959.

Penfield W著, 塚田裕三, 山河 宏訳：脳と心の正体. 教養選書58, 法政大学出版局, 1987. (The Mystery of the Mind. Princeton University Press, 1975)

Rey A: Psychological examination of traumatic encephalopathy. Arch psychol, 28, 286-340; sections by Corwin J & Bylsma F W, Clin Psychologist, 4-9, 1993.

Robinson A L, Heaton R K, Lehmen R A W and Stilson D W: The utility of the Wisconsin Card Sorting Test in detecting and localizing frontal lobe lesions. J Consul Clin Psychol, 48(5), 605-614, 1980.

Ross E D: Left medial parietal lobe and receptive language functions: Mixed transcortical Aphasia after left anterior cerebral artery

infarction. Neurology 30, 144-151, 1980.
ルリア著,西村 健監訳:神経心理学的検査法.医歯薬出版,1986. (Luria's Neuropsychological Investigation. Anne-Lis-Christensen, Risskov, Denmark, and Munksgarrd, Copenhagen, Denmark, 1975.)
Saint-Cyr J A r, Taylor A E and Lang A E: Procedural learning and neo striatal dysfunction in man. Brain, 111, 941-959, 1988.
坂本龍生,田川元康,竹田契一ほか編著:障害児理解の方法.学苑社,1985.
佐野勝男,槇田 仁:精研式文章完成法テスト解説―成人用―,金子書房,1960.
笹沼澄子編:言語障害,リハビリテーション医学全書2.医歯薬出版,1975.
佐藤澄人,三輪英人,中野光子ほか:Progressive loss of speech output を呈する一例.第1回関東臨床神経心理研究会,1995.
佐藤澄人,三輪英人,中野光子ほか:加速言語を特徴とした progressive loss of speech outを呈する一例.脳と神経49巻7号,646-649, 1997.
Schenkenberg T, Bradford D C & Ajax E T: Line bisection and unilateral visual neglect in patients with neurologic impairment. Neurology, 30, 509-517, 1980.
Siev E Freishtat B 著,宮森孝史,斉藤 正訳:失行・失認の評価と治療,医学書院,1980. (Perceptual dysfunction in the adult stroke patient. A manual for evaluation and treatment. 1976)
品川不二郎,小林重雄,藤田和弘,前川久雄 共訳編著:日本版ＷＡＩＳ-R成人知能検査法.日本文化科学社,1990.
島薗安雄,保崎秀夫編:精神科MOOK 1,失語 失行 失認.金原出版,1982.
島薗安雄,保崎秀夫編:精神科MOOK 10 心理検査法.金原出版,1985.
杉下守弘編:右半球の神経心理学.朝倉書店,1991.
Squire L R: The neuropsychology of memory. Annu Rev Neurosci, 5, 241-273, 1982.
Squire L R, Cohen NJ, Zouzounis J A: Preserved memory in retrograde amnesia: sparing of a recently acquired skill. Neuropsychologia, 22, 145-152, 1984.
Squire L R: Mechanism of memory. Science, 232, 1612-1619, 1986.
Squire L R: Memory and brain. Oxford, 1987.
Strub R L & Black F W 著,江藤文夫訳:高次脳機能検査法―失行・失認・失語の本態と診断.医歯薬出版,1981. (The mental status examination in neurology, F.A. Devis Company, Philadelphia, 1977)
鈴木治太郎:実際的・個別的智能測定法.東洋図書,1966.
高橋省已著:ハンドブック ベンダーゲシュタルトテスト.三京房,1968.増補

版 1972
田中教育研究所:田中ビネー知能検査法作法. 田研出版株式会社, 1987.
Taylor L B: Localization of cerebral lesions by psychological testing. Clin Neurosurg, 16, 269-287, 1969.
Taylor A E, Saint-Cyr J A and Lang A E: Frontal lobe dysfunction in Parkinson's disease. Brain, 109, 845-883, 1986.
鳥居方策, 福田　孜, 小山善子:純粋失読の症候論について. 精神経誌, 74, 546-576, 1972.
鳥居方策編:精神科MOOK. 神経心理学. 金原出版, 1993.
塚原仲晃:脳の可塑性と記憶. 紀伊国屋書店, 1987.
Tulving E: Organization of memory (Tulving E and Donaldson W, eds) pp382-403, Academic Press, 1972.
Vigotsky I: Thought in schizophrenia. Arch Neurol Psychiatry, 31, 1063-1077, 1934.
Vincent F M, Sadowsky C H, Sanders R L, et al: Alexia without agraphia, hemianopsia, or color naming defect: A disconnection syndrome. Neurology 27:689-691, 1977.
Walsh K W 著, 相馬芳明訳:神経心理学　臨床的アプローチ. 医学書院, 1983. (Neuropsychology. A clinical approach, 1978)
Walsh K W 著, 鈴木　子訳:脳損傷の理解. メディカル・サイアンス・インターナショナル, 1993. (Understanding brain damage. Edinburgh: Churchill-Livingstone, 1985.)
Warrington E & Shallice T: The selective impairment of auditory verbal short-term memory. Brain, 92, 885-896, 1969.
Watson R T & Heilman K M: Thalamic neglect. Neurology, 29, 690-694, 1979.
Watson C著, 山内　昭訳:神経解剖学アトラス. メディカル・サイエンス・インターナショナル, 1995. (Basic human neuroanatomy-An introductionary atlas. 1995)
Werth R 著, 波多野和夫訳:半側無視の神経心理学. シュプリンガー・フェアラーク東京, 1991. (Neglect nach Hornschadigung: Unilaterale Verminderung der Aufmerksamkeit und Raumreprasentation. Springer-Verlag Berlin Heidelberg, 1988)
Wiegl E: On the psychology of so-called processes of abstraction. J Abnorm & Soci Psychol, 36, 3-33, 1941.
World Health Organization 著, 融　道男, 中根充文, 小見山, 実訳:ICD-10 精神および行動の障害, 臨床記述と診断ガイドライン. 医学書院, 1993. The ICD-10 Classification of Mental and Behavioral Disorders-WHO

Clinical descriptions and diagnostic guidelines (ICD-10).1993.
山鳥　重：神経心理学入門．医学書院，1985$_1$.
山鳥　重：脳からみた心．日本放送出版協会，1985$_2$.
山鳥　重：記憶障害の臨床．神経進歩，32(4),637-645, 1988.
山根　茂：相貌認知の神経コーディング．神経進歩，39(4),605-611, 1995.

## 人名・事項索引

- 見出しの〔　〕内の表記は言い換えを示す場合がある
- →は参照項目を示す
- 必ずしも見出しどおりの表記でない場合がある

### あ行

アルツハイマー病（Alzheimer's Disease）　22, 31, 32, 33
意味記憶（sense memory）　36, 37, 70, 156
ウェルニッケ型失語症（Wernicke's aphasia）　47, 90
内田勇三郎　118
うつ病　33
運動失語〔Broca 失語〕（motor aphasia）　47
エピソード記憶（episode memory）　36, 37, 70
遠隔記憶（remote memory）　34, 36, 70, 149
小野　剛　105, 116

### か行

海馬　36, 39, 41
概念形成変換検査　105
カウンセリング　2
学業不振児　1, 54
感覚記憶（sensory memory）　34
鉗子分娩　29
鑑別診断　13
緘黙（mutism）　175, 176, 179
基底核病巣　46
逆向〔性〕健忘 or 後向健忘（retrograde amnesia）　38, 149, 156
鏡映描写　39
境界領域〔線〕（borderline）　30, 58
強制把握（forced grasping）　175

空間表象能力　45
クレチン症　29
クロイツフェルーヤコブ病　31
ゲシュタルト心理学　98
言語（療法・訓練）士　5, 91
検索（retrieval）　34
見当識障害　137, 156
健忘失語　48, 90, 181
口舌顔面失行　179

**さ行**

細菌性髄膜炎　32
再生（recall）　34
作業療法士　5
佐野勝男　118
質問紙法　118
ジェレミー・カス　39, 40
失語指数（Aphasia Quotient, AQ）　90
触覚失認（tractile agnosia）　43
順向性〔性〕健忘 or 前向〔性〕健忘（anterograde amnesia）　38
純粋健忘（pure amnesia）〔海馬性健忘〕　40
神経原繊変化　33
進行性核上麻痺　31
進行性ミオクローヌスてんかん　31
身体図式　45
数唱問題　36
鈴木治太郎　55
スタンフォード・ビネー検査（Stanford-Binet Scale）　54, 55
精神（発達）遅滞児（mental retarded －MR－child）　56
正常脳圧水頭症　32
成年後見制度　13
生理的精神発達遅滞　28
脊髄変性小脳症　31
責任病巣（responsible lesion）　46
染色体異常　29
先天性内分泌異常　29

前頭葉障害　4
前頭葉病巣　46

た行

対象（カテゴリー）選択的記憶　38
代謝性疾患　31
大脳皮質指数（Cortical Quotient, CQ）　90
ダウン症候群　29
田中寛一　55
多発性硬化症　17
短期記憶（short term memory）　34, 35, 36, 81
遅延再生（delayed memory）　68, 74
注意障害節　45
聴覚失認（auditory agnosia）　43
長期記憶（long term memory）　34, 35, 36
超皮質性感覚〔運動〕失語（transcortical motor aphasia）　48, 176, 178
叙述記憶（declaration memory）　36, 37
貯蔵（restorage）　34
低血糖症　31
低酸素症　32
手続き記憶（procedual memory）　36, 37, 39, 81, 85, 156
伝導失語　48, 90
投影法　119, 120
動静脈奇形　31
動静脈硬化症　31
登録（registration）　34

な行

日常生活動作（activities of daily living, ADL）　16, 29, 33
尿毒症　31
脳炎　32
脳血管障害　4, 11
脳血管性痴呆　33
脳腫瘍　32
脳膿瘍　32

人名・事項索引　237

## は行

梅毒　29, 32
把持（retention）　34
パーキンソン〔氏〕病（Parkinson's Disease, PD）　81, 85, 105, 114, 115
ハンチントン舞踏病　31
左片麻痺（left hemiplegia）　46, 137, 145
ピック病（Pick's disease）　31, 32
びまん性実質性疾患　31
ビンスワンガー病　31
風疹　29
符号化（encoding）　34
ブローカ型失語症（Broca's aphasia）　47, 90
扁桃核　39
表象障害説　45
病体失認　137
ボディイメージ（body image）　93, 127, 139, 147

## ま行

前川久雄　59
槇田　仁　119
右片麻痺（right hemiplegia）　47, 175, 176
無酸素症　32
妄想　33

## や行

山鳥　重　36, 41, 178
様式選択的記憶〔対象選択的記憶, カテゴリー選択的記憶〕　37〜38
　　（modality specific amnesia, category specific amnesia）

## ら行

老人斑　33
ロールシャッハテスト　22, 119

アルファベット項目

Bender, L.　98
Benton, A　80
Berg, E.　105
Binet, A.　54
Bogen, J. E.　12
Brain　93
Broca, P. P.　47
Broca 中枢　47
Court, J. H.　65
DSM-Ⅳ　29
Dubois, B.　105, 116
Frostig, M.　97
Gazzaniga, M. S.　12
Goldmann視野計（Goldmann's perimator）　123, 138, 189
Hirano小体　33
H. M. 氏（の症例）　12, 38, 39, 41
ICD-10　29
Kertesz, A.　90
Koppiz法　98
Kraepelin, E.　118
Milner, B.　38, 39, 105
Osterrieth　75
Pascal Sattel 法　98, 99
Peterson & Peterson　35
Ranschenberg, P.　78
Raven, J. C.　65
Simon, T.　54
Sperry, R.　12
Squire, L. R.　12, 36
Taylor, L. B.　75
Terman　54
Tulving, E.　12, 36
Wechsler, D.　57
Welnicke, C.　47

Welnicke中枢　47
Weltheimer,M.　98
WHO　29
Wilson病　31

中野光子（なかの・みつこ）
　　1965年　東京都立大学人文学部卒業
　　1973年　東京都立大学人文研究科博士課程単位取得退学
　　臨床心理士
　　横浜市立大学医学部神経科　国際文化学部非常勤講師


本著者による高次脳機能診断法の研究会を開催しています。詳細は山王出版まで『わせだ心理臨床研修会案内』をご請求ください。また、以下のホームページでもご覧になれます。
　　　　　http://homepage3.nifty.com/waseken



## 高次脳機能診断法

定価 2,940円（本体 2,800円＋税5％）

1996年9月15日　第1版第1刷発行
1997年5月27日　第2版第1刷発行
2002年9月10日　新訂第3版第1刷発行
2004年4月20日　第3版第2刷発行

著　者　中野光子
発行者　田中秀昌

発行所　㈲山王出版
　　　　〒162-0805　東京都新宿区矢来町23-8
　　　　　　　　　　TEL. 090-3099-2120
　　　　　　　　　　FAX.(03)3260-8977
http://homepage3.nifty.com/sanno-shuppan/

印刷所　互恵印刷株式会社

ISBN4-915694-17-8 C3011　Printed in Japan© 1996